ON/OFF GESUNDHEIT

逆龄饮食

逆转慢性疾病与衰老的
再生医学新成果

［德］安德烈亚斯·乔普 ——— 著

韩冰洁 ——— 译

黄力文 —— 审

北京科学技术出版社

读者须知：

医学是随着科学技术的进步与临床经验的积累而不断发展的。本书中的所有建议均是作者结合多年实践经验审慎提出的，虽然如此，图书依然不可替代医疗咨询。如果你想获得详尽的医学建议，请向有资质的医生咨询。因本书相关内容造成的直接或间接不良影响，出版社和作者概不负责。

著作权合同登记号　图字：01-2022-2917

图书在版编目（CIP）数据

逆龄饮食 /（德）安德烈亚斯·乔普著；韩冰洁译
. — 北京：北京科学技术出版社，2023.1（2024.5 重印）
ISBN 978-7-5714-2364-3

Ⅰ.①逆… Ⅱ.①安…②韩… Ⅲ.①营养卫生 - 关系 - 健康 - 普及读物 Ⅳ.① R151.4-49

中国版本图书馆 CIP 数据核字 (2022) 第 100708 号

策划编辑：许子怡
责任编辑：田　恬
责任校对：贾　荣
图文制作：沐雨轩文化传媒
责任印制：李　茗
出 版 人：曾庆宇
出版发行：北京科学技术出版社
社　　址：北京西直门南大街 16 号
邮政编码：100035
电　　话：0086-10-66135495（总编室）　　0086-10-66113227（发行部）
网　　址：www.bkydw.cn
印　　刷：三河市国新印装有限公司
开　　本：710 mm × 1000 mm　1/16
字　　数：200 千字
印　　张：16.5
版　　次：2023 年 1 月第 1 版
印　　次：2024 年 5 月第 5 次印刷
ISBN 978-7-5714-2364-3

定　　价：79.00 元

序一

最近看了一个小短片——《生命的最后十年你要怎么度过？》（*Your Last 10 Years of Life*），此片用鲜明的对比手法呈现了两种迥然不同的晚年生活画面：一种是每天精神矍铄，尽情拥抱大自然，享受天伦之乐；另一种是在病榻上呻吟，忍受疾病的痛苦，在病房、手术台、医生诊室之间来回奔波。你未来想过怎样的生活？这一切要取决于你今天的选择。

据上海市民政局11月4日发布的消息，2022年，上海百岁老人数量达到3 689人，99岁的准百岁老人共有2 589人。在许多人的印象里，百岁老人都在希腊的小岛或者日本的冲绳，而上海百岁老人的数据，让我们觉得百岁并非那么遥不可及，我们或许都能成为百岁老人。

阅读这本书让我如饮饴露，因为它可以让我们老而不衰、长命百岁的梦想成真。这本书告诉我们，人体的再生能力到底有多强。我们有能力按下"重启"键，让人体在细胞层面实现自我更新，以消除既有损伤，减缓衰老。

科学已经证明，端粒长短与寿命长短有关，而饮食是对端粒影响最大的因素之一。不当的饮食会增强自由基对端粒的攻击力，并加重体内炎症，进而加速端粒的缩短和身体的衰老。本书以"健康系统开关"形象比喻食物对健康的影响，翔实科学、生动有趣地阐述了好脂肪（如ω-3脂肪酸）、维生素D_3、维生素C、维生素E及蔬果中的植物营养素等物质的抗炎、抗氧化作用，详细分析了怎样的饮食对肠道的菌群有益，如何吃才能让免疫系统真正发挥保卫身体的作用，才能减轻岁月对身体的侵蚀。当我们按照书中的指引，以健康的饮食为基石，建立了身体的良性循环，我们就能做到老而不衰，达到WHO倡导的"健康老龄化"状态。彼时，"逆龄"就发生了！

据权威部门统计，到2035年，我国60岁及以上老年人口数量将突破4亿。

无论是社会还是个人对老年健康这一主题都越来越重视。合理的饮食是一笔可以"长期投资"于健康的真正的"生命保险"。富含营养物质的健康饮食方式不仅能让身体运转维持在最佳状态，还能逆转损伤、预防疾病，让身体重获青春和活力。读完本书后，相信每一位读者都会有信心跑赢人生这场"马拉松"！

中国人民解放军总医院第二医学中心健康管理研究院副主任

中国健康管理协会功能医学分会常务理事兼秘书长

中华医学会健康管理分会抗衰老学组副组长

李红

序二

《逆龄饮食》是德国知名抗衰老专家安德烈亚斯·乔普先生的医学科普著作。匆匆翻阅，萦绕脑海的却是爱尔兰诗人叶芝的伟大诗篇《当你老了》："多少人爱过你青春的片影/爱过你的美貌，以虚伪或是真情/唯独一人爱你那朝圣者的心/爱你哀戚的脸上岁月的留痕……"

随着科技的发展，更高的生命品质成为可能，抗衰老成为越来越多人的人生新目标。对女性朋友而言，尤其渴望在岁月长河面前，依旧能保持婀娜的身姿、美丽的容颜、光洁的皮肤，以及最强的大脑……

衰老，不仅让人的外表告别光鲜，更让人的心理、生理功能受损。从更广泛的范围看，构成人类非传染性疾病的最大风险因素，如癌症、高血压、心脏病、糖尿病等，都与衰老携手而来。衰老并不一定会直接诱发疾病，但却能削弱免疫系统功能，让人类面对致病因素时出现更为严重的症状。《逆龄饮食》提出的一个观点是，生理年龄较小的人即使患病，疾病也更可能良性发展，经手术或药物治疗后，痊愈的可能性也更大。在新冠病毒肆虐近三年的今天，这一观点无疑让人更深刻地理解积极抗衰老的重要性、必要性。

人是怎么衰老的？能否减缓甚至逆转衰老的趋势？面对这样的疑问，《逆龄饮食》一书用形象生动的语言揭示了人类衰老的原因——被"关闭"的人体再生力，了解这一点，可以拉近慢病治疗、抗衰老研究与生活实践的距离。

乔普先生的观点是，人体再生力是数百万年人类进化发展而来的能力，拥有这种"神奇修复力"的人类，其实是能够有效进行身体的自我修复，维持自身健康的。不过，打开"神奇修复力"开关有前提，即需要践行正确的饮食习惯、生活方式，为"人体工厂"赋能。从这个观点出发，本书将再生医学的前沿成果转化为科学、实用的饮食与生活方案，帮助你开启细胞更新的"开关"，从而让你保持身体健康、活力四射。如果想拨慢人体"时钟"，让年龄只成为数字，不妨打开这本书，去开启崭新的抗衰生活模式。

愿健康与美丽，与你我同行！

中华医学会功能医学抗衰老学组委员

美国抗衰老研究院中国区认证考试考官

王树岩

CONTENTS

目录

引言　人体是一座生化工厂　1

我们的身体并不孤独　2

饮食的开关原则　3

再生——抗衰老、更健康　5

按下人体再生的启动键　6

80%的疾病都是由饮食引发的　9

5个生活习惯，让您多活10年　10

年轻的免疫系统，年轻的身体　15

来自免疫战场的直播　16

高效的免疫系统　20

开——营养物质和免疫系统　21

开——果蔬和免疫系统　28

开——恢复肠道活性　32

开——免疫系统与抗癌　33

损害免疫系统的4个元凶　34

结论：饮食与免疫系统　36

开启细胞保护，收获健康与美丽　37

自由基——衰老与疾病的导火索　38

关——对低碳高脂饮食潮的反思　43

开——清除自由基饮食，还您年轻美丽好皮肤　45

计算细胞的健康积分　52

开——天然调味品，廉价高效抗氧化 54

开——果昔虽好，您懂怎么喝吗？ 61

结论：饮食与细胞保护 62

医生的话一定对吗 65

风险比较 66

药物与食物 71

新趋势——通过改变生活方式治疗疾病 76

结论：医生的话一定对吗 79

延缓衰老——端粒 81

人人都关心的问题——怎样保持年轻 82

延缓衰老的秘密——端粒 82

为什么端粒越长越好 85

关——现代饮食方式带来的老化 88

开——增加端粒长度的天然食物 89

开——补充维生素和ω-3脂肪酸 92

开——吃出年轻的饮食方案 94

给医药行业的坏消息——一项关于生活方式调整的研究 97

结论：饮食与端粒 100

看不见的地雷——大脑的衰老 103

营养物质对大脑机能的作用 104

开——补充优质脂肪提升硬件质量 106

开——补充ω-3脂肪酸优化大脑机能 109

开——补充ω-3脂肪酸延缓大脑衰老 110

开——减少大脑中的"白洞" 112

关——饱和脂肪酸会损伤大脑 114

关——堪比浆糊的饱和脂肪酸和胆固醇 115

开——食用有机食物增强大脑动力 118

开——食用超级沙拉保护、激活大脑 119

开——食用蓝莓保护和激活大脑 122

开——减少炎症，损伤更少、情绪更好 123

开——食用天然食物调节情绪、精力和抗压能力 125

开——补充维生素调节情绪、精力和抗压能力 133

结论：饮食与大脑 138

　　特别的ω-3脂肪酸 139

血管年轻，人才年轻　143

新冠肺炎与血管 144

神奇的血管 145

吸管试验：动脉硬化是什么感觉 146

饮食、血管与性爱能力 148

受损的"生化工厂" 150

开——随处可见的廉价血管扩张剂 156

开——传统的地中海饮食法 159

减肥！为了心脏和血管 166

开和关——及时改变脂肪摄入类型 166

开——补充膳食纤维：纤瘦、饱足、降脂 170

开和关——您的修复基因 173

饮食与营养物质补充并不矛盾 174

结论：饮食与血管 177

滋养好微生物，健康由内而外　179

微生物群的重要性　180

暴饮暴食！营养不良！过度治疗！　187

调理肠道，防止过敏——真相与骗局　196

关——苛刻的低碳生酮饮食不可取　200

开——三个关键词：多彩、有益、后生元　201

最重要的建议　202

时间、采购、食谱——全都不是问题　203

益生元和益生菌：肠道菌群的重要外援　210

开——补充益生菌构建您体内的"维和部队"　213

新陈代谢减肥法：用菌群控制体重　215

百岁老人的体内菌群　217

结论：饮食与菌群　217

再生的契机！您错过了太多！　219

您的身体工厂　220

系统升级——用健康饮食取代不必要的药物　222

开或关——您来决定自己的身体状态　223

是否有绝对健康的饮食方式　230

"弹性素食"试验　231

开——经营生化工厂的最优方案　233

引 言

人体是一座生化工厂

如果自己可以选择的话，您会为自己选择哪种状态？是活力满满还是疲惫乏力，是心情愉悦还是暴躁易怒，是奋力拼搏之后能快速恢复精力还是需要较长时间来休息？答案显而易见：我们都想精力充沛，状态良好；保持青春，延缓衰老；希望身体不要出问题，或是尽早解决已出现的健康问题。而决定状态好坏的就是我们的身体——一座由70万亿个细胞组成的超级"生化工厂"。人体内的细胞各司其职，维持着这座巨大"生化工厂"的运转。您给这座工厂投入的燃料质量决定着您的身体状态：优质燃料会让您状态绝佳，而劣质燃料会让机器停止运转，整个工厂陷入混乱。您可以每天投入新的优质燃料，或者投入劣质燃料一步步毁掉自己独一无二的身体。

人体是一个24小时持续施工的巨型"工地"，每时每刻都在持续进行拆建活动，各个年龄段的人都不例外。人们带着一天的疲惫爬上床，第二天早上睁眼时，体内的数百万个细胞已经完成了更新，精力也得到了恢复。人体在夜晚有充足的时间进行再生，而对于我们所有人（不论年龄多大、生活习惯如何、健康与否）来说，这种再生都是至关重要的。

这种再生机制是人类数百万年来逐渐进化发展出来的。以前没有医生、没有药物，只有拥有最强大自我修复能力的幸运个体才能生存下来。拥有这种修复能力的我们能够有效进行身体的自我修复，维持自身健康。不过这种自我修复是有前提的，即身体具有良好的再生能力；而要实现体内细胞的正常再生，需要来自外界的动力——食物。普通人的一生约摄入35吨食物，每日的饮食情况控制着我们体内"生化工厂"的运转。

最新研究表明，饮食对人体的影响非常大。人体在进化过程中经历了各种各样的生化考验，最终形成了固定的运转模式。正确的饮食可以激活身体的自我修复功能，赋予我们良好的精神状态。人体自身的再生机制胜过一切药物。饮食不可被随意忽视，它是我们体内"生化工厂"运行的决定性因素。正确的饮食可以防止基因受损，减少机体损伤，并维持人体再生功能的正常运行。

我们的身体并不孤独

科学研究发现，人体只有43%的细胞属于人类，其他部分则是由非人类的微生物细胞组成。正是这种组合使我们从微生物细胞中得到了强大的生物力量。我们体内有39万亿个细胞，我们一日三餐并不单单是为了自己，也是为了体内的微生物细胞。但是需要注意的是，这些微生物"大军"也可能与我们为敌，损伤我们的基因，破坏我们的情绪，降低我们的新陈代谢速度，甚至引发疾病。

饮食的开关原则

在本书中，我将带您一起开启一场人体探索之旅。您会了解到如何通过饮食优化身体的重要功能，而不是破坏身体功能的运行，我称之为饮食的开关原则，是因为人体的各种功能会根据不同的饮食被打开或关闭。

这场探索之旅将经过各个重要站点：基因与细胞、免疫系统、大脑、血管和肠道。这些对于人体来说至关重要，也是我们保持健康的关键。我会在"旅途"中告诉您如何正确应用这些开关原则。

基因与细胞

开：延缓细胞衰老，激活基因。基因上有特定的物质接收器，不同的物质会对基因产生不同的影响。成为自己基因程序的程序员，有助于物质开启重要的基因程序，吃出年轻。

关：了解哪些物质会损伤细胞和基因。

免疫系统

开：增强免疫系统对病毒、细菌、肿瘤细胞的防御能力。了解哪些超级食物能激活免疫系统。

关：了解哪些物质会损伤免疫系统。

大脑

开：25岁以后人的大脑开始衰退。通过饮食可以延缓大脑衰老，防止大脑功能退化，预防大脑损伤；加速大脑运行，优化大脑存储系统，强化大脑对情绪的控制。

关：了解哪些物质会损伤大脑。

血管

开：30岁以后人的血管损伤会逐渐显现。血管的健康状态决定着您的精神状态，通过饮食可以保持血管年轻，预防血管相关疾病。

关：了解哪些物质会损伤血管。

肠道

开：肠道是体内微生物的聚居地，它能提供身体需要的很多重要物质。合理饮食可以使微生物更有效地促进身体健康。

关：了解哪些物质会导致肠道微生物失衡。

我们都想活得舒服、保持年轻，而您现在就可以为维护自己的健康采取行动了。祝您在这场人体探索之旅中玩得开心！

安德烈亚斯 · 乔普

再生——抗衰老、更健康

人体的再生能力到底有多强？哪些小的改变能对寿命和健康产生较大的影响？我们到底能为自己多争取多少年的寿命？您现在的生活方式将决定您未来的生活感受。

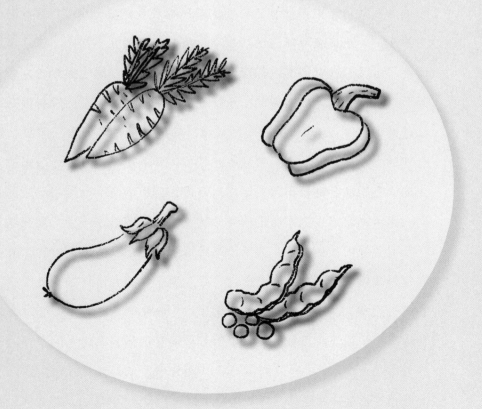

按下人体再生的启动键

弗莱德海姆正坐在候诊室里等待。他在休假结束时接到家庭医生打来的电话，医生在电话中表示想与他谈谈体检的各项数值，还问他这次能否早点来参加每季度的例行谈话。这让弗莱德海姆紧张起来，作为一名科学家，他还是比较注意健康管理的。他会定期量血压，并将各时期的血压数值进行对比。终于扬声器里叫到了他："弗莱德海姆，请您前往3号诊室。"

进入诊室后，医生同他打了招呼，然后比往常更仔细地打量了他一番。医生说："您在我这儿接受治疗已经10年了，我也一直在关注您的血压数值，前不久我还将您的血压值和我的其他400名患者进行了对比。"弗莱德海姆已经79岁了，身体状况确实不错。"这几年您调整了自己的饮食结构，却直到现在才告诉我。"医生继续说，两人都沉默了一会儿。"但您的血压状况确实越来越好了。在没有额外运动的情况下，过去4年的心电图显示，您的心肺功能一直在改善，现在您的心脏动力与一个经常锻炼的40岁中年人相差无几。一般来说，人的心脏功能会随着年龄的增加而衰退，但您的情况恰恰相反！"确实，弗莱德海姆也觉得自己的身体状况比10年前好了不少，现在基本上不需要服用什么药了。弗莱德海姆说："之前我提出通过尝试改变饮食来改善身体状况，对此您持怀疑态度，认为我这样的高龄做这种尝试并无意义，不过我还是这么做了。"医生听到这番话，心中肯定在琢磨："饮食和营养补充剂能够给心脏功能带来如此大的改善吗？这肯定是一个巧合……"弗莱德海姆继续说："此外，我刚刚还订了去亚洲的机票，我想和向导一起登上海拔5 600米的高山，怎么样，我的身体能承受吗？"医生说："目前来看是没问题的。记得半年后来抽血检查。"随后医生与他握手告别。弗莱德海姆事后想到，可能医生并不想知道他去亚洲干什么，毕竟多年来医生都成功地用药物来治疗患者，而他是一个例外。

弗莱德海姆只是我过去几年中见证的上百个成功案例中的一个。我们一直在给患者提供饮食调整和营养补充方案，帮他们恢复健康的新陈代谢。患者由此获得了更充沛的精力、更高的工作效率、更强的抗压能力及幸福感。所有这些身体状况得到改善的患者都有一个共性——具有理想的身体再生能力。

弗莱德海姆位于海拔 5 600 米的山上

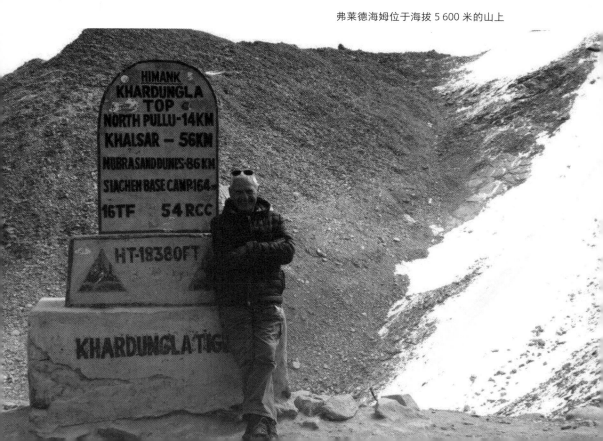

在弗莱德海姆先生的故事中，他的家庭医生说过的一句话令我印象特别深刻："但您的情况恰恰相反！"就是这句话让我产生了写这本书的想法，我希望通过详尽的搜索和研究，以人体探索之旅的形式向大家展现饮食的巨大潜力。医生会利用药物治疗特定的病症，但大多数时候他们并不了解身体的再生机制以及饮食中营养物质的作用，也不了解相关的研究。

现在我们逐渐步入正题，我们身体的再生能力到底有多强？我们能否按下启动键，使身体在细胞层面实现自我更新，消除既有损伤，延缓衰老？我们的生活和饮食方式是如何影响身体再生的？我们的身体在大多数情况下并不需要药物，它需要的是营养物质，只有营养物质才能使身体功能维持在最佳状态！只有营养物质才能使身体在细胞层面完成更新，治愈损伤。身体的再生状况越好，新陈代谢效率越高，人体的工作效率就越高，身体也会更健康。

现代社会中，很多人对待自己身体的方式是完全错误的。有的人觉得只要摄入足够的能量，身体就会自然而然地开始工作，但填满垃圾食品的身体，工作效率是非常低的。我们的饮食质量，也就是给身体这座大工厂加入的燃料质量，决定着我们的生活质量和工作效率。而垃圾食品会影响这座工厂的修复功能，也就是我们所说的身体再生机制。这种机制是上天对生命的恩赐。您可以选择自己的饮食和生活方式，是促进还是妨碍（或毁坏）这种机制，决定权完全在您手中。

我们的身体蕴藏着巨大的潜能，它有强大的自我修复能力。大部分的细胞会在6个月内进行更新。每隔7～10年，我们的身体连同骨骼在内的90%的细胞都会彻底得到更新。但现在人们越来越频繁地使用药物，长期服用某些药物会严重干扰新陈代谢，并带来很多不良反应，破坏人体的再生能力。一般情况下，药物的试验期为5~6年，尽管研究人员在此期间进行了大量试验，但这种经过短期试验的药物怎么能与人体在数百万年进化的生存历程中获得的神奇再生力相比呢？

与很多人一样，弗莱德海姆很长一段时间也一直依赖药物，也总是习惯性地信赖医生。现在很多人都存在一种错误观念，他们觉得比起人类通过数百万年进化而来的神奇人体再生力，医药产品才更接近自然科学。这种观点不仅狂妄，而且愚蠢。所有生物——从细菌到各类哺乳动物，都不可能单靠外界的药品来维持生存。

弗莱德海姆先生的故事告诉我们，人体神奇的再生力可以通过调整饮食方式来激活。尽管这种调整对不同的人效果不尽相同，但不管怎样，通过调整饮食方式改善身体再生力，获得比目前更好的健康状况，这一点是人人都可以做到的。

80%的疾病都是由饮食引发的

饮食引发的疾病占所有疾病的80%。如果您有一辆昂贵的车，您会给它加劣质燃料吗？想必不会。但很多人在健康方面却总有一种"综合保险"心态，就是先把健康的身体搞垮，再让别人来赔付维修。先是通过不合理的饮食破坏自身健康，再花上40年时间寻医问药，试图弥补，这是没用的。错误的生活方式早已为健康埋下隐患，高油高糖的饮食每年都在破坏您体内长达96 000千米的血管。当今社会，每两个德国人中就有一人死于心血管疾病。如果您在日常饮食中不注意摄入足够的营养物质，您的免疫系统就无力对抗肿瘤细胞的攻击，患癌风险就会增加，所以现在德国约有1/3的人死于癌症。1/2的德国人饮食方式不健康，这使他们患心肌梗死、糖尿病和癌症的风险大大增加。在DNA的两端，端粒像保护帽一样维持着DNA的结构，而饮食是对端粒影响最大的因素之一。不当的饮食会加速端粒的缩短，加剧人体的衰老速度。因为缺少细胞生成的必要营养物质，身体自我修复能力会逐渐下降，负责生成新细胞的骨髓干细胞会因营养物质缺乏而提前老化。所有这一切都会影响您身体的再生能力，甚至缩短您的寿命。

5个生活习惯，让您多活10年

一个惊人的事实是，5个生活习惯能对78%的疾病产生积极作用。将践行这5个习惯的实验组与之前提到的抱有"综合保险"心态的对照组进行对比，研究人员发现，缺乏这5个生活习惯的人的寿命比践行这5个生活习惯的人的寿命缩短了12～14年，其中女性寿命平均缩短14年，男性寿命平均缩短12年，而且这种寿命的缩短是高水平医疗技术无法改变的。这项研究由哈佛大学组织，由123 000名受试者长期参与研究，非常具有说服力。所有受试人员在实验初期健康状况均良好。每隔两年就会有十几名教授对受试者的各项身体指标进行分析，这项研究到目前为止已经持续了34年。

这项研究还包括数百项细分的关于健康食品的单项研究。我们将详细分析这些实验组的生活方式，从而证明正确饮食的作用。这5个简单有效的生活习惯是：

1.健康饮食；

2.多运动（每天快走30分钟）；

（单是以上两个习惯就能带来变化）

3.控制体重；

4.戒酒；

5.戒烟（香烟烟雾中含有4 000多种有毒或致癌物质，它们会被直接吸入体内）。

这些生活习惯并不是要求我们放弃什么，反而是要我们学会享受：只食用健康的食物，每周运动3小时。这些都不是什么遥不可及的目标，但令人惊讶的是，实验中能真正保持这些生活习惯的人非常少。只有25%的受试者能执行3条以上，不到9%的受试者能做到其中4条，能全部做到的受试者只占总人数的1.2%。大多数人就这样保持着不健康的生活和饮食方式直至死亡，鲜有人真正关注身体这台大机器的使用说明。许多外表光鲜亮丽的人养活了无数的美妆时尚产业，但身体内部环境却一片狼藉，犹如布满蜘蛛网的废墟。德国一项性质类似的由23 000名受试者参与的研究也显示，只要做出很小的改变就能让我们活得更好、更久。在这项研究中，不同人群寿命的差异甚至达到14～17年。

还需要一些数据来证明吗？让我们来看看哈佛大学的研究中的那123 000名受试人员，他们的病因、死因分别是什么。研究人员对34年中42 000个死亡案例的各项数据进行了分析，结果表明，坚持上述5个生活习惯的人的患癌风险降低了65%，患心血管疾病的风险降低了82%，糖尿病患病风险则降低了91%！这些都是非常有说服力的数据。而要实现这一切，只需要调整饮食、食用健康的食物，多运动，不抽烟就行了。有很多身体损伤都是可以避免的，如果不去预防的话，用于修复这些损伤的医药费还要由我们自己承担。德国每人每年在健康医疗方面的费用可达4 355欧元。[①]如果这些钱不用花在治病上，而是每年直接打入您的账户，是不是很划算？

提升生活质量和生活感受

当然我们追求的不单单是寿命的延长，我们还想在寿终正寝之前享受高质量的老年生活，而不是在病房、手术台、医生诊室之间来回奔波，也不想被药物的副作用限制活动、影响精神。我们想达到的境界，应该像弗莱德海姆先生那样，79岁高龄还能轻松登上高山，与孙辈玩耍，沿沙滩慢跑，骑自行车兜风，享受生命中的快乐。最重要的是，正确的生活方式可以让我们在步入老年之前，也就是青壮年时，精力更充沛，状态更好。而想要实现这些健康功效，我们只需要每天抽出60分钟：30分钟花在调整饮食上，30分钟花在运动上。食物健康味美、运动让人快乐，这笔投资物超所值，而且十分简单。那么哪些食物才算健康？哪些食物能够延缓细胞衰老、增强身体再生能力？这正是本书要探究的问题。

舒适陷阱——加工食品正在搞垮您的身体

市场上80%的食品都是被高度加工的。在数量庞大的各种食品中，真正能满足人们味蕾和身体双重需要的只有1%。很多人的饮食完

---

① 编者注：2020年，中国人均医疗卫生支出为5 112.34元（约为742欧元）。

全依赖加工食品，依赖那些标准化的工厂流水线生产出来的食品，这些食品往往含有大量防腐剂等添加剂。以草莓口味的酸奶为例，工厂可以利用化学添加剂，在完全不放草莓果肉的情况下使酸奶散发出草莓味，毕竟糖和脂肪比新鲜果肉便宜多了。食品工业就是通过这种方式来提高自身利润的，而他们的利润有多高，我们食用这些食品后身体受到的损伤就有多大。比起新鲜草莓，有些孩子甚至更喜欢香精的味道，因为香精调出的草莓味更加浓郁。加工食品产生的初衷是让我们的生活更加便利，但事实上它们却起了反作用，食用加工食品会影响我们的精神状态。这样我们就迈入了一个舒适陷阱，食用的加工食品越多，精神状态越差，就越难抽出时间和精力进行烹饪或锻炼。加工食品就是这样拖垮我们的身体的！更糟糕的是，我们渐渐习惯了这种不健康的状态，还觉得这很正常，却不知道真正健康的状态是什么样的。而且我发现，即便是一些自认为饮食健康的人士，他们的饮食中也常常有1千卡（1千卡≈4.18千焦）左右的食物是无效的——几乎不含任何维生素、膳食纤维和植物营养素等营养物质，只含糖和脂肪。这种饮食的危害是显而易见的，当您摄入1千卡无效食物时，就减少了摄入同等能量健康食物的机会，这可能会使身体的自我修复机制失灵。

现在请仔细思考下面的问题。

- 我到底想要什么样的生活感受？
- 如果我做出改变，会得到什么？
- 在做出改变之前必须了解：有什么证据能证明这种改变是有效的？如果无效的话，那就没必要做出改变了。

　　我会在本书中揭示以上问题的答案，告诉您如何将身体调整至最佳状态。要想使身体达到巅峰状态，只需要像弗莱德海姆一样，在每日生活中做出改变。

年轻的免疫系统，
年轻的身体

我们的免疫系统相当于一支生物军队，每天保护着身体不受病毒、细菌和肿瘤细胞的侵袭。富含营养物质或富含精制碳水化合物的食物，哪种饮食能够更好地保持这支军队的战斗力呢？

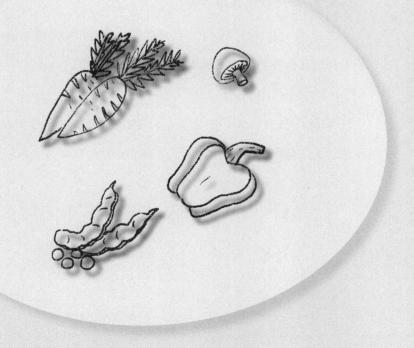

来自免疫战场的直播

新型冠状病毒肺炎是人类面临的一次巨大危机。这场疫情告诉我们，虽然人类已经拥有了较高的科技发展水平，但面对病毒依然脆弱。瘟疫从古至今都在威胁着人类的生命。就在20世纪，还有 3 亿人死于天花，9 700万人死于麻疹，3 500万人死于艾滋病。1980年，世界卫生组织宣布天花已通过大规模疫苗接种得到预防。截至2019年，死于艾滋病的人数已达3 800万人，但医学界至今尚未找到有效治愈艾滋病的药物。在没有药物或疫苗的情况下，我们能否生存下去完全取决于自身免疫系统。在新冠肺炎疫情中，免疫系统功能较弱的人，比如老人或营养不良的人，他们的死亡率要高出很多。那决定免疫系统运行效率的关键是什么呢？

• 营养物质能改善免疫系统功能

维生素、膳食纤维、蛋白质等营养物质是维持免疫系统功能必需的物质。这些营养物质的摄入量越充足，免疫系统的功能就越强大。

• 减少免疫系统损伤

超重、糖尿病、心血管疾病、癌症以及其他慢性疾病会损伤免疫系统功能。实际上，这种损伤可以通过正确的饮食方式得到有效修复。

• 延缓免疫系统的生物学老化

一个70岁的人可以拥有60岁的免疫系统，同样地，一个60岁的人也可能拥有生物学上相当于80岁的免疫系统。免疫系统的年龄取决于我们的细胞、骨髓以及器官的老化程度，而我们的生活方式会对这些老化过程产生直接、显著的影响。

每个人都需要免疫系统来抵御病毒、细菌、真菌和肿瘤细胞的侵袭。人体黏膜会分泌溶解病毒和细菌的物质；肠道菌群与免疫系统合作，共同守护肠道的安全；特定的免疫细胞会定期发现并杀死肿瘤细胞。可以说，免疫系统是最精密的高科技战场，与它相比，那些好莱坞科幻电影中未来世界的战斗场面看上去原始得如同石器时代。比如长得像"豪猪"一样的B细胞，它的表面有20万枚"尖刺"，这些尖刺能够识别各种病毒的蛋白质分子。B细胞每日沿着我们的血管巡逻，一旦发现病毒，就会分泌抗原对病毒进行标记，并召唤巨噬细胞来消灭病毒。B细胞能同时发射200多枚不同的抗体"导弹"，速度堪比机关枪，因为病毒等入侵物质会不断增殖，所以这样的高速标记是必须的。为了让非专业领域的读者也能明白免疫系统的工作流程，我来给大家"直播"一次免疫系统内部进行的"战斗"。

位于部队中心的巨噬细胞：

"病毒警报！发现异物！已进行吞噬，同时释放淋巴因子来激活黏膜及肺部的免疫大军。自然杀伤细胞（以下简称NK细胞）同时开始以自由基为武器向异物开火。敌人开始繁殖，我们需要更多NK细胞和巨噬细胞的支援！"

指挥中心：

"注意，目标地区已通过淋巴因子进行标记，请求增援！请立即释放蛋白质！支持几十亿免疫细胞运行的蛋白质消耗太高，我们急需新的蛋白质！B细胞呢？没有B细胞我们就无法制造新的蛋白质！我们的军需供应状况太糟糕了！NK细胞！集中注意力，保持攻击！"

NK细胞（一号兵团，无差别免疫部队）：

"收到！我们已经拿起了武器！但为什么这里没有维生素E和维

生素C？在如此猛烈的自由基炮火下我们也需要防护，不然我们无法抵御自由基的攻击！你们要是不给我们提供抗氧化防弹衣，我们就停止行动！"

巨噬细胞：

"报告指挥中心，由于缺乏维生素D，我们无法正常被激活！但我们还是在尽量吞噬瓦解敌军，一会儿就能解析出对方的构造。我们外部的细胞膜上会显示部分病毒表面的构造，这样B细胞就能带着它们的智囊团模仿制造这种病毒了，这个过程大概耗时3～4天。"

B细胞（二号兵团，专门免疫部队）：

"我们已经接收到巨噬细胞表面的病毒组成情报，记忆T细胞正在检查该病毒的基因构造并将其与记忆中的病毒进行比对。未匹配到已知构造！这是我们从未接触过的陌生病毒，没有相应的免疫记录。真是来势汹汹！现在体内温度已升至41℃，要是达到43℃，所有细胞膜的稳定性都会遭到破坏。红色警戒！我们现在立即着手仿制病毒表面，同时通过化学信号刺激骨髓，使其生产更多的T细胞和B细胞，作为援军待命。"

骨髓（表示拒绝）：

"没办法再快了！身体总是摄入垃圾食物，常常出现炎症、过敏和细胞损伤。我必须出动干细胞来修复这些损伤，这么多年来我劳累过度，以往的活力已不复存在。现在我只能把手头所有的资源送到干细胞，干细胞随后可以进行分化。"

指挥中心：

"了解！我们会对分化的干细胞进行训练，培养它们的作战能力！而在此期间，我们需要无差别免疫部队对所有异物进行攻击，撑住！现在健康的细胞也已受损！抗氧化物质呢？怎么不来驱赶自由基，保护这些细胞？这些囤积在身体各处的脂肪让我们雪上加霜！它们把血管都堵住了，导致我们无法向前，太糟糕了。现在我们无差别免疫部队的NK细胞供给到底怎么样？它们需要的维生素C呢？"

NK细胞：

"供给还是跟不上！我们只能保持最低活性进行攻击，否则自身难保。"

B细胞：

"那行，我们只能有针对性地消灭敌方了，毕竟也不能束手待毙。我们明天就派出新训练的几十亿个淋巴因子！这些B细胞每秒可以发射200多枚抗体导弹，而这些抗体可以准确依附在病毒的抗原上。"

指挥中心对巨噬细胞：

"你们负责清场，运走战场遗留的垃圾。"

指挥中心对肌肉：

"现在听好了，我需要你们释放更多的谷氨酰胺。细胞士兵们需要它们作为动力，唉，要是肌肉再多点就好了，之前你们一直疏于锻炼，所以谷氨酰胺的合成率很低，你们可是免疫细胞的主要动力来源。等危机结束了再找你们算账！"

指挥中心对所有部位：

"B细胞现在全部到细胞外侧巡逻。T_4细胞行动全程中要与淋巴因子配合，注意它们的信号；T_8细胞，你们要对接所有已被病毒感染的细胞，用穿孔素消灭它们。听明白没有？"

----------------------10天后----------------------

调节T细胞（专门防御的最高指挥）对T细胞和B细胞：

"化学信号已停止，战斗结束！"

指挥中心对巨噬细胞：

"打扫战场。肺部已释放抗炎物质，当心点，不要被伤到。接下来几天里把其他受损细胞吞噬干净，防止它们之后出现其他问题！"

指挥中心对记忆细胞：

"你们把抗原程序储存下来。这样一场长达10天的战斗我可不想再经历一次了。这次身体差点就救不回来了。我们总是遇到各种补给方面的问题，细胞军队过度老化。考虑到这些，我们在战斗中表现糟糕也就不奇怪了。毕竟这具身体30年来摄入的都是一些垃圾食物。不管怎样，我们现在总算是有了抗体，对这种病毒免疫了。要是它再来攻击我们，直接用抗体将它击退就行了。"

高效的免疫系统

计算一下从解析新冠病毒到免疫反应完成的时间，我们就会发现，自己的免疫系统比世界上任何一个生物实验室都要高效。这方面的科学研究至少需要一年，而人体的免疫系统只需要半个月就能完成这套流程，之后利用自己产生的抗体和T细胞发挥免疫功能。而赢得这场战争的决定性因素就是免疫大军的实力。生活中，不论是在公交车上，还是在单位、学校，处处潜伏着流感病毒和鼻病毒。这些病毒导致成年人每年平均患3次感冒，儿童每年患感冒8~10次。而我们的免疫力与维生素、植物营养素等营养物质的摄取是直接挂钩的。如果血液中的微量营养素和植物营养素含量过低，人体会：

- 频繁受到各类感染；

- 无法抵御病毒入侵。

也就是说，在已被感染的情况下再去增强免疫力已为时过晚。强大的疾病预防能力是长年积累的结果。就拿维生素D来说，它在人体内的含量上升得非常缓慢，而强大的免疫细胞需要大量的维生素D支持，也就是需要长期积累的过程。过去30年来的数百项科学研究表明，在年龄增长、免疫力下降的情况下，通过饮食补充微量营养素变得愈发重要。

开——营养物质和免疫系统

经常有人问："为什么维生素如此重要？"免疫细胞的细胞膜需要足够的维生素C和维生素E来维持稳定；巨噬细胞和NK细胞内的维生素C、维生素E的含量是其他体细胞的40倍。即便是轻度的维生素E缺乏也会对淋巴因子的释放产生影响，从而导致免疫细胞不能被激活。人体发生感染时需要大量的免疫细胞，而新的免疫细胞要依靠肌肉中的蛋白质合成，在这种情况下，如果缺乏维生素B_6和叶酸的话，这条合成免疫蛋白的生产线是无法正常工作的。我们可以通过下面这个表格看出不同维生素水平对免疫系统的积极或消极影响。这个表格汇总了共计91项关于维生素和免疫系统关系研究的结果。一般的微量营养素我们不再详细说明，像锌和硒这样重要的微量营养素，即便是轻微缺乏也会对免疫系统产生影响。生活在北欧地区的人普遍缺硒，而锌缺乏主要出现于老年人群。

不同维生素对免疫细胞的激活情况

维生素类型	T₄细胞	巨噬细胞	杀伤细胞	抗原抗体反应	淋巴因子	B细胞
A	↑	↑	↑	↑	↑	
β－胡萝卜素	↑	↑	↑		↑	
B₁₂	↑					↑
C		↑	↑			
E	↑	↑	↑	↑	↑	↑
D		↑	↑	↑	↑	↑
维生素缺乏会导致						
B₆	↓	↓	↓	↓	↓	↓
A	↓	↓	↓		↓	

补充维生素 C 预防感冒

原始生命自身可以合成维生素C，但有些物种却失去了这种能力，比如人类。这个劣势在100万年前还不明显，因为那时的人类能从采集到的植物类食物中获取大量的维生素C。而如今我们的日常饮食大多是食品工业的产物，这会导致维生素C缺乏，使人们更容易感冒。

猫在感冒时体内每天能产生15 000毫克维生素C，而人类只能从体外摄入这种物质来对抗感冒。关于摄入量的问题，研究得出的结论是每天摄入维生素C 2 000毫克最为合适。每4小时补充1 000毫克维生素C，每日2次，这样的频率效果最佳。大剂量（如5 000～6 000毫克）补充维生素C会导致腹泻。

补充维生素 D 抗感染

冬天我们体内的维生素D含量通常较低，所以非常容易感染各种疾病，流行性感冒也多发于冬季。中欧的部分地区及北欧地区的日照条件较差，四月份以后的光照才能使皮肤产生较多的维生素D，这正是90%的德国人都缺乏维生素D的原因。

维生素D能增强黏膜的异物抵御能力，激活气管中的防御物质，杀死细菌和病毒。免疫细胞也需要维生素D激活免疫系统。世界上每年约有260万人死于流感或严重的气管细菌感染，流感排在老年人致死因素的第7位，所以对维生素D进行研究是非常有意义的。有一点很明确：维生素D能显著降低重度呼吸道感染的风险，包括一般感冒、流感以及其他严重感染。除此以外，体重超标人群的感染风险也明显高于正常人，因为脂肪细胞会将维生素D困在其中，这会导致血液中的维生素D水平下降。多补充维生素D，强化免疫系统，增强抵抗力，就能预防疾病！

那我们每日应摄入多少维生素D呢？理想的摄入量是每日1 000～2 000国际单位。对于想要快速补充维生素D的患者，有些医生会开出每周10 000国际单位的高剂量维生素D补充方案。但这种高剂量的补充效果在研究中尚未得到证实，甚至有可能抑制免疫系统功能。我们的结论是：比起短时间快速补充维生素D，还是每天定量补充维生素D比较好。

维生素能降低呼吸道感染的患病风险，缩短感冒病程

维生素 E	
65 岁以上的 617 位受试者	使用双盲安慰剂控制法（即医生和患者都不知道谁摄入的是维生素 E，谁摄入的是安慰剂）的研究表明：每日摄入 200 国际单位维生素 E 的患者呼吸道感染的患病风险明显降低
维生素 D	
5 项由儿童参与的研究	5 项研究的荟萃分析结果表明：与安慰剂对照组相比，摄入维生素 D 能将患呼吸道感染的相对风险降低 43%
11 项由 5 600 名患者参与的研究	11 项研究的荟萃分析结果表明：每日摄入 1 600 国际单位维生素 D，持续摄入 3 个月的受试者患呼吸道感染的相对风险降低了 49%。为快速提升体内维生素 D 水平，短时间内摄入超高剂量的维生素 D 则没有明显效果
25 项由 11 000 名患者参与的研究	25 项研究的荟萃分析结果表明：与安慰剂对照组相比，维生素 D 能降低呼吸道感染的患病风险，短时间内摄入超高剂量的维生素 D 则没有明显效果
维生素 C	
5 项由 598 名运动员参与的研究	5 项研究的荟萃分析结果表明：与安慰剂对照组相比，维生素 C 能将患感冒的相对风险降低 52%
31 项对 9 745 例感冒病例的比较研究	31 项研究的荟萃分析结果表明：每日摄入 1 ~ 2 克维生素 C 能将儿童的感冒病程缩短 18%，成人则缩短 8%
黄酮类化合物（如寡聚元花青素、槲皮素以及有机黄酮类化合物）	
14 项研究	14 项研究的荟萃分析结果表明：黄酮类化合物能增强免疫功效。与安慰剂对照组相比，摄入黄酮类化合物营养补充剂的受试者患上呼吸道感染的风险降低了 30%

我们的营养状况如何

很多人觉得自己不需要补充维生素，因为他们在媒体报道中看到的主流观点是：当代人普遍营养过剩，不需要补充维生素。而令我不解的是，为什么大家只听信媒体报道而不去看看官方的数据和事实。

有人会问：“所谓的官方是指谁呢？”对于德国来说，最权威的参考研究是国民营养调查研究，是由马克斯－鲁布纳研究所（*Max-Rubner Institute*）受联邦食品、农业与消费者保护部委托主持开展的。从下表中我们可以看到几种对免疫系统特别重要的微量营养素及各年龄段人群摄入不足的比例。

几种对免疫系统特别重要的微量营养素及各年龄段人群摄入不足的比例

	35 ~ 50 岁		65 ~ 80 岁	
	男性	女性	男性	女性
维生素 C	32%	30%	30%	30%
维生素 E	51%	46%	51%	47%
维生素 D	78%	94%	90%	97%
叶酸	79%	89%	87%	91%
锌	27%	44%	18%	27%

请各位看看上面这张表格，在微量营养素严重缺乏的情况下，我们的免疫系统如何能正常工作？有研究认为：“至少摄入5份[①]蔬菜和水果，才能摄入充足的营养物质。”看起来很轻松，但仔细研究一下这句话，看看关键词：至少、摄入、5份、蔬菜和水果。在满足这个条件的情况下，我们对各种维生素的最低需求才能得到满足，但这个摄入量离真正意义上的“充足”还差得很远。要想切实补充足够的维生素，至少要摄入7~9份蔬果。这一摄入量是数百万年来我们的免疫系统通过适应环境得出的。

要想对自己的身体负责任，要注意两点：一是彻底调整饮食结

[①] 编者注：从后文内容我们得知，7~9份蔬果的重量约为800克。

构。杜绝一切高度加工产品，注意我说的是"一切"。多食用水果、蔬菜、全谷物和坚果。只有长期坚持这种饮食方式，才能补充足够的微量营养素。二是要注意蔬菜、水果中几乎不含维生素D，所以生活在光照少的地区的人们必须有针对性地补充维生素D。

我们的维生素摄入情况怎么样？

三方面因素会影响我们的维生素摄入。

第一是脂肪。身体每天35%～40%的能量是以脂肪形式摄入的，其中大多数是饱和动物脂肪，几乎不含微量营养素。每个德国人平均每年食用392千克的黄油、奶酪和牛奶，长期摄入这些富含脂肪的食物会使我们的血管堵塞。

第二是我们的日常食物有80%都是经过高度加工的。就拿中筋面粉做的面包来说，大部分矿物质会在它的加工过程中被去除，导致成品面包中的钙质减少了60%、镁减少了85%、硒减少了75%、锌减少了78%、铬减少了80%、锰减少了86%、铜减少了68%、钼减少了50%，但这些微量营养素都是身体需要的。每个德国人平均每年食用45千克面包、36千克糖块、26千克甜点，这些食物都会对人体新陈代谢造成影响，而这些数据中还不包括德国人常食用的比萨和意面。50%的德国人体重超标，而体重超标并不意味着营养充足。研究表明，很多人，尤其是体重超标的人，其体内的镁、钙、锌、维生素D、叶酸、维生素B_6等含量都偏低[1]。

---

[1] 编者注：中国疾病预防控制中心发布的《中国成年居民营养素摄入状况的评价》显示，成年居民的维生素 B_1 和维生素 B_2 摄入不足的比例均超过80%。《中国居民营养与健康状况监测》曾对 31 个省份的 62 857 位居民进行了调查，结果显示，维生素 A、维生素 B_1、维生素 B_2、维生素 C、维生素 E 的摄入量均明显低于中国居民膳食营养素参考摄入量的推荐值。

第三是食材在运输、储存和烹饪过程中的维生素流失。比如产自新西兰的苹果，它们在未成熟时就被采摘，经过 6 ~ 12 个月的储存后被运到超市，摆在货架上。在这个过程中，苹果中的营养物质在不断流失。尤其是维生素对温度非常敏感，容易受热分解，并与氧气发生反应而流失，下面举几个例子。

• 储存。菠菜在不同温度下存放48小时后的维生素C流失情况：4℃时维生素C流失了34%，20℃时维生素C流失了52%。维生素C参与了体内超过15 000种新陈代谢反应，食用长期存放而维生素C大量流失的食物无法为身体补充足够的维生素C，可能影响正常的新陈代谢。

• 烹饪加工。只要经过 3 分钟的汆烫，菠菜中的叶酸就会减少95%；生菜被切碎后每小时会流失30%的维生素。也就是说，超市中那些方便快捷的即食沙拉或公司餐厅沙拉吧中供人挑选的生菜，它们中的维生素含量已所剩无几。

低营养价值食物与免疫系统

为什么要列出这些数据？因为很多人有一种错误的安全感，认为自己的营养状况没有问题，然而事实并非如此。我在为别人提供营养咨询时发现，几乎所有前来咨询的人每天都会食用含500 ~ 1千卡能量而没有营养的食物。现代工业生产出来的廉价食品大多含有大量的糖和脂肪，而仅有的营养物质也在加工过程中流失了。事实上，大多数人摄入的没有营养的食物能量要远超上面的数值。缺乏营养会导致人体工作效率低下，身体自我修复功能失灵，免疫系统停摆，体内的各种机制出现问题，而人们常常意识不到这些健康问题的根源是不合理的饮食结构。

再做一个生动形象的比喻：您会给一辆跑车加廉价燃料吗？没有司机会这样做。更没有司机会愚蠢到给自己的座驾加廉价燃料的同时还指望它发挥优越的性能，觉得"反正都是燃料，没关系"。您下次去身体的"加油站"——超市的时候，不妨先想想这个比喻再开始采购。

开——果蔬和免疫系统

在新冠肺炎疫情中，有些人囤积了大量的罐头食品和干意面，但这些食物恰恰会使免疫力下降。从囤货技巧上来讲，用冷冻食品代替罐头更好一些，因为冷冻蔬菜、水果中含有的植物营养素能增强免疫力。人类的膳食中有5 000~10 000种植物营养素，而它们增强免疫力的功效也在各种免疫力相关研究中得到了证实。一般来说，接种疫苗后，免疫系统会将相关的免疫数据储存下来，以便下次遇到同类感染时快速做出反应。而人的年龄越大，免疫系统对疫苗的反应就越弱，疫苗的免疫功效就越差。在一项研究中，医生将受试老年人分成两组：在为期4个月的试验过程中，第一组老年人每天都会食用5份蔬菜、水果，而第二组的受试者每天食用的蔬果不足2份。随后医生给两组受试者接种了肺炎疫苗，结果发现，第一组老年人的免疫系统对疫苗的反应情况明显好于第二组，免疫系统产生的抗体数量比第二组多82%。这项研究表明了蔬菜和水果对免疫系统功能的促进作用。此外，人的年龄越大，食用的蔬果量应越多。没有营养的普通面条是无法增强我们的免疫力的。

免疫系统的植物动力

一项基于83项已有研究并由23 000名受试者共同参与的大型综合性研究总结出了蔬菜和水果对免疫力提升的几个促进作用，包括激活自然杀伤细胞（NK细胞）、加快新免疫细胞的生成速度（增殖）、释放杀灭细菌和病毒的物质（抗体、白细胞介素、淋巴因子）以及调整基因。

维生素非常关键，它们对于人体来说是不可或缺的。同样必须摄入的还有各种植物中的次生物质（如植物营养素），它们能激活免疫细胞。谁能想到，不起眼的蘑菇竟然能使免疫力增强54%呢？西蓝花能将NK细胞的数量提升20倍。有人可能会问："这么神奇？那在这些蔬菜和水果中，哪些能有效增强免疫力？"目前经研究证实的能增强免疫力的超级食物有蓝莓、黑莓、覆盆子、蔓越莓、石榴、核桃、大蒜、菌菇，以及西蓝花等十字花科蔬菜。

食用菌菇增强抵抗力

病毒和细菌入侵人体遇到的第一道防线是什么？没错，是黏膜。免疫系统还在这道防线的各个关键位置增设了守卫力量：免疫球蛋白A（IgA）。这种抗体存在于口、肺、气管、眼、肠道及生殖系统中，能消灭入侵者。它们非常重要，如果哪种物质能有效强化这支守卫力量，肯定会吸引大批制药公司争相申请专利。事实上，菌菇类就能起到较好的强化抗体的作用，即便是常见的香菇也能使免疫球蛋白A增加54%。在研究中，第一组受试者一周内每天食用100克（约一杯）香菇，另一组不食用，然后测定这两组受试者唾液中的免疫球蛋白A水平。结果每天食用香菇的受试者体内的抗体增加了54%，并且这一抗体水平在他们不再食用香菇后两周才开始下降。菌菇还有很多其他功效，如能直接作用于乳腺肿瘤细胞，显著降低乳腺癌风险。

菌菇处理起来方便快捷，不需要剥皮，只需粗切加热，就可以作为轻卡小零食或洒在沙拉上食用，也可以为酱汁或意面增添风味，还可以与洋葱、大蒜一起做成烤吐司，或者做成别具风味的菌菇烩饭，方便快捷而且味道鲜美。

食用蓝莓强化 NK 细胞

莓果绝对称得上超级食物，它们富含抗氧化物质及各种抗癌、抗炎的植物营养素。它们对免疫细胞的作用早已被研究证实，能使人体中的NK细胞数量翻倍。但我们应遵循的铁律是：在亲身验证之前，不要过早得出任何结论。研究中，一些运动员被分为两组，第一组每天食用一杯蓝莓，连续食用6周；第二组每天喝一杯香精勾兑的蓝色饮料。为什么要选择运动员作为实验对象？因为轻量运动能增强免疫系统功能，而竞技运动会抑制免疫系统功能。运动员结束运动后，他们体内的NK细胞通常只有正常人的一半，此时感染疾病的风险较高，所以他们是理想的实验对象。在食用蓝莓或饮用饮料之后，这些运动员要跑步两个半小时，跑步前和跑步后研究人员都会测量分析他们体内NK细胞的数量。不出所料，没有食用蓝莓的运动员运动后体内的NK细胞只剩原来的一半；而坚持食用蓝莓的运动员体内的NK细胞数量不仅没有减少，还翻了一番。您想想，一盒蓝莓才多少钱，但它对身体的益处却是千金难买。

有人会反驳："这个情况只适用于运动员。"我也考虑过这种可能性，所以继续进行查询，并找到了另一项研究。这项研究的参与者都不是运动员，而且经常坐着办公。研究表明，连续6周每天食用蓝莓的受试者体内的NK细胞也翻了一番。

我建议大家家中常备冷冻蓝莓，这非常方便。新鲜蓝莓的营养价值比蓝莓味酸奶高，酸奶中不仅果肉少得可怜，还含有大量的糖和脂肪。蓝莓可以搭配麦片食用或放入沙拉汁中增添果香；或打成果昔与蛋白质粉一同饮用；还能与蛋白质粉一起，烤出美味又健康的高蛋白松饼。

富含鞣花酸的超级食物

鞣花酸广泛存在于莓果、坚果、石榴中，能增强免疫力，还具有抗癌功效。肿瘤细胞免受摧毁的一种方法是在表面产生程序性死亡配体-1（PD-L1），PD-L1联结到一类免疫细胞——T细胞的程序性死亡受体-1（PD-1）蛋白上。PD-L1与PD-1联结以后，T细胞就无法发现肿瘤和向免疫系统发出攻击肿瘤的信号。鞣花酸能抑制PD-L1的产生，从而使免疫系统正常工作，杀灭肿瘤细胞。

下面列出每100克中鞣花酸含量较高的几种超级食物：黑莓（43毫克）、核桃（28毫克）、石榴（17毫克）、树莓（2.1毫克）、草莓（1.2毫克）。也就是说，一小碗莓果和一把坚果就能有效提升人体的免疫系统功能。

蔓越莓等深色超级食物

蔓越莓（又称蔓越橘）和蓝莓都是越橘属。据说很早以前美国人就开始利用蔓越莓来预防感冒了。但由于本人并不认识"很早以前的美国人"，为了验证这种说法的真实性，我进行了查询，并查到一项关于蔓越莓功效的研究。这项研究采取的方法是双盲实验，研究周期为10周，研究主题是蔓越莓对免疫系统的影响。结果表明，10周后喝蔓越莓汁的受试者体内的免疫细胞数量增加了。此外，一种能刺激免疫系统抵抗感染的物质（干扰素）也增加了148%。很多研究表明，每天喝蔓越莓汁还能有效预防女性尿道感染。

除了上述果蔬之外，还有很多可以增强免疫力的果蔬，在此就不一一赘述了，下面列出经研究证实的其他能强化免疫系统功能的超级食物：黑醋栗、黑莓、草莓、猕猴桃、葡萄柚、辣椒、十字花科蔬菜（如羽衣甘蓝、紫甘蓝、球芽甘蓝等）、大蒜、紫葡萄。

开——恢复肠道活性

如何能使我们的免疫系统一键激活？其实很多免疫细胞表面都有用来接收植物营养素的位点，这些植物营养素包括多酚、黄酮类化合物、胡萝卜素及其他植物分子。这些营养物质存在于各类蔬菜、水果之中，如李子、樱桃、甜菜、番茄、甘蓝、香菜、紫皮洋葱、紫葡萄等。

我们的细胞上存在专门接收多酚的位点，接收后会开启一系列的新陈代谢程序。

类似机制的健康开关还存在于肠道中。人的肠道有一层薄薄的肠壁，它是外部（人体内部）和内部（肠道内部）的分界。肠壁非常薄，这样营养物质才能通过。同时，肠道还是免疫系统重要的组成部分，可以快速消灭入侵者。肠道内的免疫细胞表面布满了芳香烃受体，能与天然植物配体结合，从而强化细胞。哪些天然植物配体能有效激活这些受体？西蓝花等十字花科蔬菜或者深色蔬菜都含有能与芳香烃受体结合的营养物质。紫葡萄和绿茶中的营养物质也能与芳香烃受体结合。除此之外，肠道中的菌群还需要膳食纤维作为食物。关于如何通过有机植物性食物改善肠道菌群、增强免疫力，后文会进行详细讲解。

我建议多食用不同颜色的蔬菜以激活肠道健康开关。我在喝蔬菜汁或果昔时常常想象这些食物进入我的肠道，开启了其中上千个健康开关，使那些细胞的面貌焕然一新。此外，我常常采购深色或彩色果蔬，如深红莓果而不是浅色香蕉，蔬菜类应选择颜色更深的紫叶生菜而不是浅色的普通生菜。深色植物通常含有更多的植物营养素。

开——免疫系统与抗癌

免疫系统除了负责清除细菌和病毒之外，还负责清除每日产生的肿瘤细胞。每个人体内每天都会产生肿瘤细胞，但它们很快就会被免疫系统发现并消灭。事实上，40%的40～50岁女性胸部长期存在小型肿瘤；50%的50～60岁男性前列腺中也存在小型肿瘤。只要这些肿瘤细胞不被激活，它们对健康就不会产生影响。

不同植物营养素的作用对于这些小型肿瘤来说就像是迷你化疗，能有效抑制肿瘤细胞增殖，在这种情况下，就算肿瘤细胞增殖，免疫系统也能很好地识别出它们，并派出强有力的NK细胞消灭它们。从最新的肿瘤疗法可以看出免疫系统清除肿瘤细胞的效率有多高：免疫系统在4周内可以除掉重达4千克的肿瘤细胞。此外，研究人员还取出特定的免疫细胞并在实验室中训练它们，以消灭特定的肿瘤细胞。

这样看来，免疫系统确实是身体的忠诚守护者，保护我们不受自身制造的肿瘤细胞的伤害。植物营养素和各种微量营养素能强化免疫系统功能。对于癌症患者而言，增强免疫系统功能的饮食是除手术、化疗、放疗以外的第4大治疗手段。遵循我建议的以上增强免疫系统的饮食法，不仅可以让您免受癌症病痛的折磨，还能避免肿瘤细胞侵袭造成的人体衰老。良好的免疫系统功能是身体年轻的关键。

损害免疫系统的4个元凶

您嘴唇周围有没有长过疱疹？疱疹病毒其实一直存在于我们体内。在免疫系统正常运转的情况下病毒不会发作，但在以下4个因素的影响下它们可能会暴发：一是压力过大，二是营养物质摄入不足，三是运动过少，四是睡眠不足。这4个因素都会抑制免疫系统功能。我们生活中一个典型的场景是：整天坐在办公室，几乎不动，食用加工食品填饱肚子，晚上回家后瘫在电视机前，熬到凌晨一两点才睡。这种情况下，疱疹就会悄悄出现在我们的唇周。已知疱疹病毒与某些癌症存在关联，如宫颈癌。所以趁着年轻可以及早接种相关疫苗。压力问题很难缓解，但我们可以从饮食、运动、睡眠等简单的方面着手。

如果医药行业研发出一种新药，能降低您患13种常见癌症的风险，还能让您每年患流感的次数减半，您愿意为它花多少钱？其实这种神奇的"药物"就存在于生活中，而且是免费的，它就是运动。

多运动预防感冒

一项由1 002人参与的研究显示，与不运动的人相比，每周运动5次的受试者上呼吸道感染的患病风险减少了43%。运动能有效刺激免疫系统，因为对于免疫系统来说，我们的肌肉组织就像一个强大的新陈代谢工厂。肌肉组织随着年龄的增长而退化，退化速度越快，免疫系统越弱。事实上，对于老年人或病人来说，他们的肌肉组织状况甚至能作为一个准确的寿命预测因素。肌肉中含有身体在紧急情况下需要的蛋白质储备，能应急制造出免疫细胞。人体在发生感染时对蛋白质的需求会增加30%，严重感染会导致部分储存蛋白质的组织（肌肉）流失，不过肌肉量在人们康复后还会恢复。但这种肌肉流失会导致感染结束后很长一段时间人体工作效率较低。感冒期间喝一些蛋白饮料有助于减少这种情况的发生。

蛋白质能为肌肉提供动力，强化免疫系统。感冒时可以每天食用两勺谷氨酰胺补充剂，喝一两杯蛋白质饮料，这样可以减少肌肉流失，使人更快恢复活力。除此之外，40%的65岁以上的老年人都存在蛋白质摄入不足的情况，这会对他们的免疫系统产生影响，所以我们会有老年人抵抗力较差的印象。豆类富含蛋白质，每100克豆类所含的蛋白质几乎等同于肉类，所以食用豆类可以较好地改善蛋白质不足的状况。无论是豌豆、小扁豆还是菜豆，都能增强免疫力。另外，建议老年人补充一些蛋白质粉。老年人通常食欲较差，补充蛋白质粉能使他们有效摄入充足的蛋白质。

多运动预防癌症

一项综合了71份研究的大型研究表明：每周运动2.5小时，患癌风险会大幅降低，低强度运动的时长越长，患癌风险下降越快。研究中的18 600名受试者已经患有癌症，运动的效果体现为死亡率的下降，与没有运动习惯的患者相比，适度运动的癌症患者的死亡率降低了27%。另一项144万人参与的综合性研究显示，业余时间习惯运动的人患13种常见癌症的风险显著降低。

有人会问："哪种运动比较好？"哪种运动都可以！研究中只提到"业余时间运动"，并没有涉及具体的运动种类。

一个简单的规则是：想做就做。不要把运动作为负担，而要享受运动本身的乐趣。有趣的事才能每天坚持，而每天坚持运动的效果会比每周两次好。不管是骑自行车还是慢跑顺便遛狗——关键就是要动起来，并且每天坚持。在这一点上，一个小小的计步器往往比很多昂贵的健身器材更具激励作用。

结论——饮食与免疫系统

免疫系统是身体的重要防线，它能每天清除病毒、细菌和肿瘤细胞。您可以自己决定免疫系统的工作状态，可以激活它，也可以关闭它。在强化免疫系统功能方面，不管处于哪个年龄段，充足的蔬果摄入都发挥着关键作用。既往病史越多、年龄越大，摄入充足的营养物质就越重要。

开启细胞保护，
收获健康与美丽

我们的细胞与基因经常遭受各种攻击。如果细胞得不到保护，仅靠身体的修复功能是来不及应对细胞损伤的。缺少具有保护作用的植物营养素会使我们的身体长期处于高负荷状态。哪些是有益于保护细胞的超级食物？如何辨别它们？答案恐怕会让您惊讶。

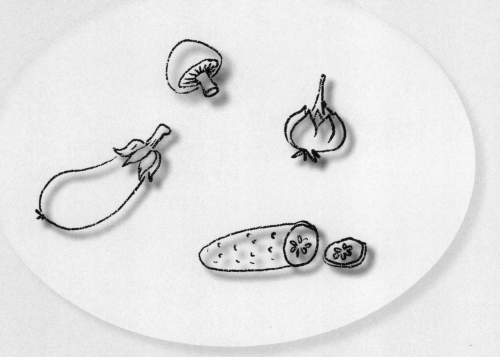

自由基——衰老与疾病的导火索

假设您在电视机前度过了一个舒适的夜晚，而看电视的同时您的嘴也没闲着，喝了两杯可乐（相当于14块方糖），吃了一包小熊软糖（相当于54块方糖）；又或者您坐在办公室里忙业务，只能食用超市里现成的食物充饥，于是您选择了一杯草莓奶昔（相当于14块方糖）、一块葡萄干起酥卷或玉米片之类的精制碳水化合物（以下简称精制碳水）。这些精制碳水进入身体后虽然会快速产生能量，但遗憾的是，这种快速的供能反应会产生高度活跃的分子——自由基，它们会在接下来的3小时内在体内横冲直撞，损伤细胞。

这些自由基会击穿细胞膜，损伤基因并使血脂氧化，沉积在血管中。它们会加速炎症反应，从而引发从过敏到皮肤病再到类风湿关节炎、阿尔茨海默病等在内的各种疾病。此外，自由基还会使基因老化。

为什么我们的身体在进化过程中没有适应这套供能流程呢？答案很简单——自然界中没有精制碳水。没有精制面粉、精制糖，也没有经过高度加工的充斥着糖的食品。人体的适应能力和进化速度赶不上工业化发展的速度。自然界中的碳水化合物有自己的特殊"包装盒"——植物性营养物质。在提供碳水化合物的同时，它们还为人体提供了各种其他重要营养物质，比如能促进肠道健康的膳食纤维、维生素。它们产生的抗氧化物质就像一张大网，能捕获并清除器官中的自由基。

如果只摄入精制碳水，身体就会消耗自身的抗氧化物质来对抗自由基。在只摄入精制碳水（不含抗氧化物质）的3小时内，人体内的维生素E水平会显著下降。维生素E和维生素C都是强抗氧化物质，它们还参与体内很多新陈代谢过程，所以当它们忙着清除自由基的时候，其他新陈代谢就会被抑制。

有人可能觉得："3小时，听上去也不是很久嘛！"但现实情况是，我们一天内会多次摄入这种不含植物营养素的精制碳水，导致细胞几乎不间断地受到自由基的狂轰滥炸。事实上，每个细胞每天会受到将近1万次来自自由基的攻击，所以细胞中具有能捕获自由基的抗氧化物质，可有效避免细胞损伤。但抗氧化物质必须数量足够才能稳定发挥保护作用，否则细胞损伤、细胞老化、细胞变异和血管负荷过重会不断加剧。

一杯鲜榨橙汁会给我们的身体带来什么样的变化

一杯鲜榨橙汁就会让自由基无机可乘。为什么？因为橙汁中富含维生素C、柚皮苷、橙皮苷、有机黄酮类化合物等具有抗氧化功效的植物营养素。还有一些物质的抗氧化效果甚至远超维生素C，能非常有效地对抗自由基。拿苹果来举例，如果我们检测一下一个苹果能中和多少自由基（苹果的抗氧化效果）就会发现，维生素C所起的抗氧化作用只占1%，99%的抗氧化效果都来自槲皮素、儿茶酚及苹果中含有的其他5种植物营养素。

我们的细胞在数百万年的进化中适应了这种高剂量抗氧化物质的摄入。对于人类而言，进食就意味着摄入植物营养素。我们食用一份植物性食物（现在以蔬菜、水果为主），就能为细胞增添一分保护，以缓解体内抗氧化物质的压力，把自身的抗氧化物质储备起来留到更需要的时刻。

您可能会问："有关抗氧化物质的研究是不是早就过时了？"曾

经一度是这样的。这方面的研究始于20世纪70年代，90年代对β-胡萝卜素和维生素E等单独抗氧化物质的研究并没有取得太大进展，随后这个课题就渐渐不再热门，几乎被人们遗忘了。但是最近关于蔬菜、水果和香料中抗氧化物质的研究得出了新的结论。这些植物中含有上百种不同的抗氧化物质，它们共同发挥的作用要远远超过单一的抗氧化物质。

　　这里可以类比需要传球配合的足球比赛，只不过抗氧化物质要守的不是门，而是我们的细胞。维生素E能截住自由基这个"足球"，将其传给维生素C，维生素C继续传给穿着树莓色球衣的全队顶尖球员，这位球员最终消灭了自由基，完成了任务。要是没有这位球员的加持，维生素E和维生素C的努力就会白费。如果细胞被自由基攻击而氧化，无法继续正常工作，会对我们的身体产生非常不利的影响，因为无论缺乏哪种维生素都会影响我们的新陈代谢和免疫功能。我们的身体需要一支完备的营养物质"球队"，缺少任何一位球员都可能为自由基损伤细胞提供可乘之机。这场自由基与抗氧化物质之间的比赛结果是可以测量分析出来的：如果进行羟基脱氧

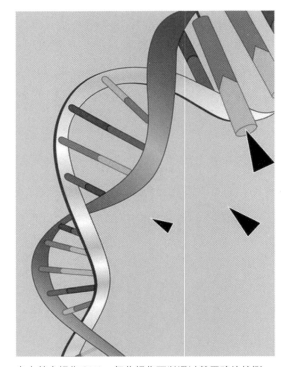

自由基会损伤 DNA，氧化损伤可以通过基因碎片检测

鸟苷蛋白抗体测试，检测出您的基因中有一些碎片，就说明细胞未能成功防守自由基的进攻。有一点很明确，您的守卫队没能有效发挥作用，而在支持它们有效发挥作用方面，植物营养素的潜力较大。

选择价值较高的食材

一支优秀球队的特点是什么？就是拥有很多顶尖球员和极佳的团队精神。想想也有道理，要是一支队伍只有一名优秀的选手单打独斗，剩下的都是水平一般的队员，那这支队伍的表现想必不会太好。新的研究也正是瞄准了这个方向。比如有一项研究分析了32 000名女性10年间的饮食，在研究刚开始时，所有人都是健康的。但是十年后，饮食中富含抗氧化物质的女性患心肌梗死和脑卒中的风险都降低了。您想想，脑卒中可是排在致死因素第3位的。被自由基氧化的脂肪会堵塞大脑中细小的血管，脂肪氧化还可能导致阿尔茨海默病。

这项研究中更引人注意的一点是，蔬菜和水果的摄入量其实没有那么重要，重要的是每种食物的抗氧化潜力。说白了就是要选对食材，选择最优秀的"球员"来为自己效力。比起浅色的黄瓜，红色的莓类抗氧化效果更佳。莓果对抗自由基的效果可以通过数值来体现，食用8 600克黄瓜才能获得与100克树莓相当的抗氧化效果。也就是说，您可能吃了一肚子黄瓜却没什么用，最后还是得倚仗莓果这样的抗氧化"专业人士"。吃对才能让您赢得健康。有人会问："除了树莓之外还有什么食物能有效抗氧化？"在讲超级食物之前，我们先来看看自由基对身体有哪些影响，以及中和自由基对健康有哪些意义。

自由基对身体的影响

哪些疾病属于自由基引发的疾病？植物营养素摄入缺乏和自由基攻击会导致如下问题。

- 大脑周围的炎症与损伤，重者可导致阿尔茨海默病；

- 血管周围炎症，心血管问题；

- 自由基会激活肿瘤细胞；

- 自由基会加重类风湿关节炎等自身免疫性疾病，皮炎、憩室炎、关节炎等各种炎症都会找上门来。一般消炎药都会有副作用，而这些副作用带来的用药需求又让医药行业赚得盆满钵满；

- 自由基会带来眼部损伤，导致视力提前衰退（如白内障、老年性黄斑变性）；

- 新的研究表明，自由基引发的炎症还会导致抑郁症（18项研究，3 779名参与者）。

在这里我想着重说明一下自由基对眼睛的影响。眼睛是最重要的感官之一，但是很多人只想通过外部手段治疗，而不注重饮食的功效。很多人年轻的时候不注重饮食，损伤了眼睛中最敏感的部分，老了视力就会严重衰退。眼睛只要被紫外线照射就会产生自由基，所以眼睛也是人体最需要抗氧化的部位。微量营养素（如维生素C、维生素E、硒、锌）和植物营养素（如β-胡萝卜素、玉米黄质、叶黄素）可以共同发挥作用，保护眼睛。这样我们就有了一支顶尖"球队"。至于具体"球员"，菠菜、羽衣甘蓝、大葱、西蓝花之类的深色蔬菜中含有特别多的植物营养素（如玉米黄质、叶黄素）。要是您做不到每天食用这么多蔬菜，可以服用一些抗氧化补充剂来保护眼睛。研究表明，这种营养补充是非常有效的。

研究参与人员	研究结果
综合 6 项研究，由 41 999 名人员共同参与的大型研究	大量摄入玉米黄质和叶黄素能将患白内障的相对风险降低 25%。摄入量越多，效果越好
综合 27 项研究的大型研究	大量补充维生素 E 能将患白内障的相对风险降低 27%
综合 19 项研究的大型研究	血液中维生素 C 水平较高或补充过维生素 C 的受试者患白内障的相对风险降低了 30%
综合 14 项研究的大型研究	补充多种维生素 / 矿物质可将患白内障的相对风险降低 34%

关——对低碳高脂饮食潮的反思

有人会说："我现在不怎么摄入碳水化合物，因为我采用生酮饮食法。"为了方便读者理解，我在这里解释一下，生酮饮食是一种高脂、低碳水和适当蛋白质的饮食。这一饮食疗法原本用于治疗儿童难治性癫痫，而且需要谨遵医嘱，否则可能产生致命性副作用。但是在实施过程中，生酮饮食法的采用者常常失去对碳水化合物和脂肪的精准把控，我敢说其中大部分都不会每天进行严格的血糖和血酮测试，甚至对生酮的概念也是一知半解。很多健身达人肆意食用奶酪、香肠、乳制品在内的各种动物性脂肪；而少摄入碳水化合物对他们则意味着全谷物食品和水果的摄入也要减少。这种饮食带来的后果是短期内或许可以减肥，但是长期来看，肥腻的烤肠、全脂酸奶、双层芝士汉堡和看似健康的椰子油会给我们的身体带来什么影响？结果很明显，每次进食后，大量的自由基会严重损伤我们的细胞。而且这种密集的自由基攻击会持续3～4小时。市面上大部分的生酮饮食法只会加剧细胞损伤、加速老化进程，长期来看，它们绝不是值得效仿的饮食方式。植物营养素摄入不足会带来健康问题。在经过数百万年的进化后，我们的身体根本不能承受如此多的脂肪和精制碳水。

　　动物性食品并不是全无好处，但是抗氧化并非它们的专长。相比之下，水果、蔬菜和豆类的自由基抑制效果（氧自由基吸收容量值）要高出64倍。这是研究者在仔细测试、研究了3 100种食物后得出的结论。所以我们应该如何应对脂肪或精制碳水摄入后产生的自由基？在一项研究中，研究人员让一部分受试者同时食用玉米片和蓝莓，另一部分受试者只食用玉米片。没有食用蓝莓的受试者体内的自由基连续三四个小时维持在较高水平，而食用了蓝莓（哪怕只是95克）的受试者体内的自由基很快就被蓝莓中的植物营养素吸收了。

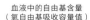

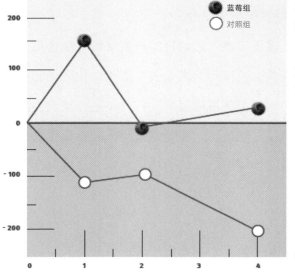

血液中的自由基含量
（氧自由基吸收容量值）

蓝莓组
95 克蓝莓就能中和热量为 480 卡的一餐所产生的自由基，曲线在进餐一小时后已经回到了数值为零的中和区域。

对照组
没有食用蓝莓的受试者体内自由基的攻击在进餐后增加，数值降到了零以下。细胞在这几个小时中都在遭受自由基的攻击。

水果和蔬菜能在每餐后保护您的细胞和血管，推荐经常食用

　　我建议每顿都要食用蔬菜，每天适量食用水果。您还应该注意每种蔬菜的抗氧化效果，尽量挑选效果好的蔬果食用。如果您一定要食用加工食品的话，那么请注意搭配，比如葡萄干起酥卷搭配一个苹果，选择紫甘蓝作为烤猪肉的配菜，吃牛排时配菠菜而不是配薯条。苹果、紫甘蓝和菠菜都是超级食物。虽然食用这些食物不会使您体内的抗氧化物质含量激增，但至少能为细胞创造一个比较有利的战斗环境。我们要摄入足够的抗氧化物质才能清除身体在供能过程中产生的自由基。但现实情况恰恰相反，德国人最爱炸猪排配薯条，饭后喜欢来一杯调味酸奶，晚饭是香肠配面包，顶多加一些黄瓜片、小洋葱或者半片番茄作为点缀。想换换口味就改为速冻比萨或者冷冻架上的意面，还要选包装上标有"加入黄油，风味更佳"的那种。毕竟忙碌的现代人没什么时间做饭。在这样的现实情境下，出现血管损伤、细胞变异、视力提早衰退这些健康问题也就不奇怪了。有些人还会自我安慰，认为出现这些健康问题只是因为"倒霉"，抑或认为自己的爷爷奶奶也得过这些病，把这些疾病完全归咎于基因遗传。

开——清除自由基饮食，还您年轻美丽好皮肤

　　您是否有过这种感觉，在忙碌了一天后，累积的压力似乎使脸上的皱纹都深了几分。事实上，这不仅仅是一种感觉，而是真实发生的事，压力、低质量睡眠、感染、吸烟、废气、紫外线和不合理的饮食方式都是自由基产生的根源，自由基会过快地耗尽皮肤中存储的抗氧化物质，导致皮肤黯淡无光、皱纹数量增加。

　　接下来的实验听起来可能像科幻电影中的情节。我们可以利用氩

激光技术测算某一事件前后皮肤中自由基数量的变化，估测这一事件对皮肤产生的影响，氩激光能生成细胞对抗自由基的图像。这个实验在著名的柏林夏洛蒂医院进行，实验显示，人们在经历压力事件（高压、失眠、熬夜、化学毒素暴露）后很短一段时间内，皮肤中的抗氧化物质含量就已经跌至谷底。这种情况最长可持续3天，直到我们通过饮食使皮肤重新恢复最佳状态。冬季皮肤恢复得较为缓慢。

皮肤状态最能影响一个人的容貌。植物营养素有助于维持健康的肤质，摄入的植物营养素越多，皮肤越健康、光洁。在实验中，研究人员要求陌生人对受试者的皮肤状况进行评判，结果表明，不同饮食条件下皮肤状况的区别在陌生人眼中是非常明显的。那么，能够清除自由基，还您年轻美丽好皮肤的食物有哪些呢？

食用深色蔬果以保护细胞

深色的蔬果通常含有丰富的抗氧化物质。遗憾的是，它们并不是很受消费者青睐。人气最高的反而是香蕉、青葡萄或菠萝这种浅色水果。为什么？因为这些水果的含糖量高，口感好。但这些口感好的水果往往只含较少的抗氧化物质。蔬菜也是如此。最受欢迎的永远是小黄瓜、球生菜、卷心莴苣和芦笋之类的浅色蔬菜。其实芝麻菜和西蓝花中的抗氧化物质要比浅色蔬菜多得多，所以我们在采购时要选对种类。

选择的依据很简单，蔬果的颜色越深，抗氧化物质含量就越高。因为色素能够保护植物细胞不受自由基的侵害。比如胡萝卜（橙黄色的β-胡萝卜素）、番茄（红色的番茄红素）、深色的生菜、深绿的十字花科蔬菜以及树莓、黑莓、蓝莓（深蓝色的花青素）、草莓、李子、杏子、红苹果等蔬果中都含有丰富的抗氧化物质。

现在来检验一下学习成果：以下水果中哪些含有更多的抗氧化物质？是黄色的香蕉、苹果还是红色的嘎拉苹果？浅色的球生菜还是缤纷的彩叶莴苣？香蕉还是橙子？怎么样？答案是不是显而易见？只要选择那些深色的蔬果并填满餐盘就行了。此外，深色莓果中的抗氧化物质含量最高，所以建议各位家中常备冷冻的蓝莓、树莓或混合莓果。

美味又有益的饮品

咖啡中含有大量具有抗氧化功效的类黄酮。很长一段时间以来，人们在咖啡对健康的影响问题上都存在着错误的认知。两项大型荟萃分析结果表明，大量摄入咖啡能将患心血管疾病的风险降低15%～21%（这两项荟萃分析的研究数量分别为32和21）。对于很多饮食不科学的人来说，咖啡往往是他们所能摄入的为数不多的抗氧化物质来源之一。特别是对于吸烟者来说，咖啡能降低他们患心血管疾病或因其死亡的风险（31项研究的荟萃分析，16万名受试者）。每天喝4杯咖啡能进一步增强咖啡带来的积极功效。因为咖啡中含有多酚（一种超级抗氧化剂）。欧洲人40%的多酚摄入都来自咖啡，剩下的60%则源自蔬菜和水果。

中度烘焙的咖啡比深烘咖啡含有更多的抗氧化物质，压榨咖啡（法压咖啡）中的抗氧化物质含量又高于前二者。因为用法压壶进行冲泡需要先将滤出的咖啡静置4分钟，在这个过程中，咖啡能释放出更多的抗氧化物质。然后我们才能压下压杆，品尝咖啡。与高压冲制的意式浓缩不同，用法压壶制作出来的咖啡含有更多健康的植物营养素。普通的滤挂式咖啡的滤网会拦截一部分抗氧化物质，留在咖啡中的就不多了。现在咖啡店中法压咖啡越来越常见，因为这种咖啡口味浓郁，苦味较淡。

另外一种能有效清除自由基的饮品是绿茶。有人可能会说："我不喜欢绿茶，喝起来涩涩的。"确实，对于某些人来说，绿茶的口味还需要适应。我一开始也不喜欢喝，直到后来我喝到了薄荷口味的绿茶。现在的绿茶口味很多，有姜味的、橙子味的、伯爵口味的、芒果口味的……您可以选择自己喜欢的口味，注意控制糖含量即可。这样我们就很容易做到一天喝3杯绿茶了。为什么是3杯？因为根据最新的综合研究，每天喝3杯以上的绿茶能够有效预防各类癌症（如乳腺癌、肠癌、胃癌、食道癌、前列腺癌），也能很大程度上降低脑卒中或心肌梗死的发病风险（9项以上研究的综合分析）。绿茶富含儿茶酚，是一种健康的"超级饮料"。我建议冲泡绿茶时，要将绿茶在热水中静置4~5分钟，这样能够释放出更多的儿茶酚。

可可也是一种超级食物。它的黄酮类化合物含量几乎是所有食物中最高的。可可中还含有表儿茶素、儿茶素和原花青素，所以可可中的抗氧化物质含量也非常高。一杯脱脂可可所含的热量只是一块牛奶巧克力的零头，因为牛奶巧克力中含有大量的糖和可可脂。就算是黑巧克力，其中的脂肪含量也有49%，而可可中只有12%。看到这组数据我的第一个想法就是："与其一周食用一块巧克力，不如每天喝一杯可可！"

小心陷阱

哪些食物能够有效清除自由基？网上有很多针对食物抗氧化效果（自由基吸收指数ORAC）进行的测评，但这些测评结果往往差异巨大。几乎所有关于自由基清除指数的数据都是基于美国农业部数据库中的资料，所以我们不如直接来看这个表格。当然这些数据只是给您提供一个参考，让您知道哪些食物含有丰富的抗氧化物质。总结一下，上面所说的一切都可以归纳为3条原则。这3条原则非常简单，每个人都可以在采购时参照。

◆ 果蔬的颜色越深，其抗氧化物质含量越高。

◆ 气味强烈、味道浓郁的食物常常含有更多的抗氧化物质。比如各种香草、香料，它们的自由基吸收指数非常高。

◆ 动物性食物几乎不含抗氧化物质。过量摄入这类食物会导致抗氧化物质缺乏。植物性食物的抗氧化物质含量通常高出动物性食物的抗氧化物质含量的67倍。

三个关键词：颜色较深、气味浓郁、植物性

食 物	每100克/毫升的抗氧化值（ORAC）
动物性食物普遍会增加身体的氧化压力，在这种情况下，如果不补充摄入植物营养素，细胞就会受到损伤	
牛排	10
鸡蛋	20
鲑鱼	30
牛奶	40
奶酪比萨	170
几乎全是糖	
西瓜	142
菠萝	385

食　物	每100克／毫升的抗氧化值（ORAC）
香蕉	578
青葡萄	1 018
紫葡萄	1 837
水果还是果汁？ 哪种苹果更好？	
瓶装苹果汁	414
金冠苹果	2 200
澳洲红苹果	3 898
红蛇果	4 275
超级食物：莓果	
樱桃	3 747
草莓	4 302
蓝莓	4 669
树莓	5 065
黑醋栗	5 347
黑莓	5 905
李子	6 100
颜色越深，效果越好	
黄瓜	75
浅色的球生菜	438
浅色的卷心莴苣	1 532
紫红色的卷心莴苣	2 426
白洋葱	863
紫洋葱	1 521
花菜	739
西蓝花	3 083
紫甘蓝	3 145

续表

食　物	每 100 克 / 毫升的抗氧化值（ORAC）
煮熟的白色利马豆	243
煮熟的红菜豆	2 200
超级食物：坚果	
夏威夷果	1 695
杏仁	4 454
开心果	7 678
榛子	9 645
核桃	13 541
山核桃	17 940
力量之源	
新鲜生姜	14 840
超级食物：可可	
黑巧克力	13 120
无糖脱脂可可粉	55 653
酒	
啤酒	150
白葡萄酒	392
玫瑰葡萄酒	1 005
红酒（梅洛葡萄）	2 607
超级饮料：茶、咖啡、可可	
绿茶	1 253
脱脂可可（一勺可可粉）	2 793
阿拉比卡咖啡	2 780
抹茶	3 130
洛神花茶	6 690

食　物	每100克/毫升的抗氧化值（ORAC）
超级食物：异域风味	
接骨木花（欧洲）	14 697
野樱莓（北美）	16 062
马基莓（巴西）	19 850
玫瑰果（欧洲）	96 159
巴西莓（巴西）	102 700
猴面包果（非洲）	140 000

计算细胞的健康积分

每一餐随餐或餐后摄入蔬菜和水果是明智的。蔬果不仅能清除能量转化过程中产生的极具破坏性的自由基，还能将多余的抗氧化物质储存起来，为将来保护细胞做准备。请您尽可能地提高自己的健康积分。这很简单，下面有一些例子，教您如何计算自己的积分。括号中的数字是反映细胞保护功能的抗氧化值（ORAC）。

早餐

一份玉米片（575）= 575　**失败者**

一份麦片（400）+ 一根香蕉（1 037）= 1 437　**中等**

一份麦片（400）+ 50克蓝莓（2 334.5）+ 2个核桃（800）+ 少许锡兰肉桂（500）= 4 034.5　**冠军小队**

第三种早餐搭配中的抗氧化物质含量是第一种的7倍，完全不需要再进行额外的补充。如果您早餐只食用了一碗玉米片，那进食后的3

小时内，您的细胞会遭受自由基的猛烈攻击（注意选择锡兰肉桂，不要用普通桂皮）。

中餐——意面

猪肉馅意大利饺子配黄油 = 60　**细胞破坏王**

一份意面（60）+ 番茄酱汁（679）= 739　**可以，但不够好**

一份意面（60）+ 番茄酱汁（679）+ 一些冷冻西蓝花（1 500）+ 半片牛至叶（1 801）= 4 040　**细胞的超级保镖**

只要在酱汁中稍微加入一些蔬菜和香料，就能使其中的抗氧化物质含量翻4番。在给番茄酱汁调味的时候，您可以随手加入一些百里香、迷迭香或彩椒，这样就成为了一份真正的超级食物！

烧烤之夜——牛排

一块200克的牛排（20）+ 1个烤番茄（232）+ 2片法棍切片（40）= 292　**淘汰**

一块200克的牛排（20）+ 100克球生菜（438）+ 1个烤番茄（232）= 690　**勉强晋级**

一块200克的牛排（20）+ 100克芝麻菜（1 904）+ 1个烤番茄（232）= 2 156　**乙级联赛水准**

一块200克的牛排（20）+ 100克西蓝花（3 082）= 3 102 **甲级联赛顶级守门员，大获全胜**

一块牛排的抗氧化值只有20左右，可以说少得可怜，所以我们在食用肉类的时候一定要注意同时补充深色蔬菜，只有搭配均衡才能为身体提供足够的抗氧化物质，从而保护细胞健康。自由基会引发炎症，氧化血液中的脂蛋白，并攻击人体细胞。经常摄入香肠、奶酪等抗氧化性不足的食物以及各种高度加工食品，会使细胞持续遭受自由基的攻击。这些细胞损伤会持续累积，从而影响健康。植物营养素除了保护细胞之外还有很多其他积极作用。

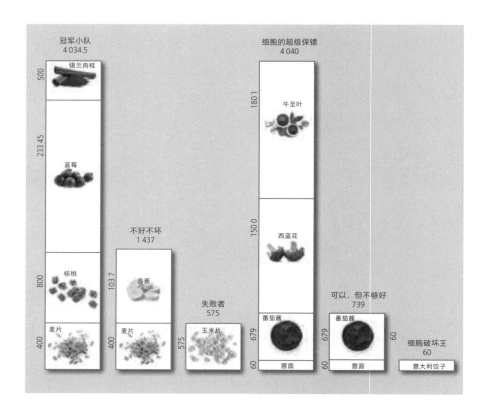

开——天然调味品，廉价高效抗氧化

丁香的味道温暖馥郁，新鲜出炉的圣诞饼干散发出肉桂和豆蔻的香气。煎烤的洋葱和香料闻着令人愉悦，热辣的咖喱能刺激味觉，让人大汗淋漓，十分畅快。柑橘的芳香能唤醒活力，香草、八角和肉桂让人内心平静……芬芳的气味是一种享受，能给人以生命的愉悦。每道精致菜肴的灵魂、每顿餐食的精髓都在于调味。此外，香料还有另外一个优势，其抗氧化物质含量是所有植物中最高的，是名副其实的超级食物。一茶匙的牛至叶就含有4倍于蔬菜、水果的抗氧化物质。

　　香料的益处非常多，抗氧化物质含量丰富只是其中的一个。现代科学也正在对这些作用进行更深入的研究。人们千百年前就知道香料具有一定的治疗作用，而现在我们可以对这些作用进行更具体、更科学的分析。比如在偏头痛的治疗方面，生姜的作用不亚于药物。很多香料还具有抗癌功效，姜黄的抗炎功效可以与很多昂贵的药物相媲美，它还能预防癌症，并且完全没有副作用。现在，单是以姜黄为研究对象的论文就已经超过了9 000篇，其中100多篇文章基于临床试验研究了姜黄对各种疾病的影响。姜黄是大部分印度混合香料的基础调料，这也解释了为什么印度的患癌率仅为美国的1/10，是世界上患癌率最低的国家之一。因为印度菜中含有大量的香料和香草，这种饮食能有效杀灭身体中每日产生的肿瘤细胞。打个比方，这相当于身体每天通过进食进行一次小小的"化疗"，从而使肿瘤细胞无处遁形。烹饪时的一小撮调味料就能担负起上述抗癌大任，在没有任何副作用的情况下对身体起到保护和治疗作用。

　　香料和香草除了能保护细胞，还有益于胃肠道健康，能有效缓解胃灼热、打嗝、胃痛、肠炎、便秘等问题，还能为肠道菌群提供营养。与其饮用药酒，不如每餐都加入一些香料或香草，从而更有效地增强身体对各种细菌、真菌和病毒的抵抗能力。蔬果中含有的植物营养素也具有同样的保护效果，有助于身体抵御细菌和真菌感染。

在我们的饮食中，香草和香料的种类和数量越多，我们所摄入的抗氧化物质就越多。另外，香料中的抗氧化物质并不会因为干燥脱水而流失。100克牛至叶的抗氧化值为200 175，只要一勺就能使整餐的营养价值飞速提升。100克锡兰肉桂的抗氧化值为131 420，而一根小黄瓜的抗氧化值少得可怜只有75。只要用刀尖挑一点儿锡兰肉桂加入麦片或水果沙拉中，这些平凡的餐食就能立刻变身为超级食物。煎牛排的时候放入一枝香气浓郁的迷迭香，同肉一起食用，就能吸收整块牛排产生的自由基。香料的世界无限广阔，您可以尽情探索其中。健康的饮食绝不是无聊单一的果腹，而是颜色多彩、气味多样的感官享受。

超市：现代人的美食荒漠

我总觉得奇怪，为什么这么多人甘愿放弃香料带来的美妙体验？超市中95%的产品味道极其单一，以重甜、重咸、重油、重鲜（肉味）为主，并且这些产品通常高糖高盐。糖和盐是对人体健康威胁最大的两种调味品。工业中常常用糖来弥补人工香精所带来的味道不佳，或是用糖来提升顾客黏性，因为糖的成瘾性是可卡因的8倍。人工香精等工业调味品还会损害肠道菌群，另外，加工食品的味道实在不怎么样！究竟为什么会有这么多人想要购买这类产品？说到上瘾，我倒是更希望您能对香料上瘾。一旦踏上丰富多彩的香料之旅，您可以立即摆脱无趣单一的工业食品，拥有更丰富的味觉体验。

只看香料和香草本身的话，几乎没有人一天能摄入100克以上，所以我在下面的表格中以茶匙为计量单位，通常以一茶匙新鲜或干燥的香料为标准来计算其抗氧化值。

超级食物：香草（鲜）	抗氧化值（ORAC）/匙
莳萝	176
罗勒	192
香菜	206
迷迭香	400
薄荷	558
牛至	558
墨角兰	1 091
鼠尾草	1 280
超级食物：香草（干）	**抗氧化值（ORAC）/匙**
罗勒	2 443
百里香	6 295
薄荷	6 400
迷迭香	6 611
牛至	7 011
赋能调料	**抗氧化值（ORAC）/匙**
红椒	877
辣椒粉	945
生姜	1 561
黑胡椒	1 362
咖喱粉	1 900
小茴香	2 015

超级食物：香料（鲜）	抗氧化值（ORAC）/匙
肉豆蔻	2 786
香草豆	4 896
姜黄	5 083
锡兰肉桂	5 257
茴香籽	9 916
丁香	11 611
香菜籽	12 416

香料的烹调与享用

◆ 小知识

　　您可以利用阳台空间种植一些香草，如迷迭香、百里香、鼠尾草，这三种来自地中海地区的香草不怎么需要浇水就能成活，易养程度仅次于仙人掌。烹饪时随手在窗台上剪几枝，就可以为原本普通的酱汁、蔬菜和汤品增添一些异域风味。领悟此中乐趣的人可能很快就会开辟出第二块窗台农场，开始种植罗勒、香菜、龙蒿、欧芹、薄荷等香草。在阿拉伯，人们常将薄荷入菜，加入沙拉或热食中。我们也可以用搅拌机自制方便又美味的罗勒酱。

◆ 香料新鲜度测试

　　通常情况下，经过干燥、包装好的香料放置一年后会失去原有风味和其中所含的抗氧化物质。香料并不起眼，所以它们常常被遗忘，或仅被作为装饰存在于调料架上或暴露于阳光下。为了更好地判断一种香料是否新鲜，您可以用两指将干燥的香草或香料磨碎，凑近闻闻看是否依然香气浓郁。如果闻起来或尝起来没什么味道，甚至能明显感觉到这些香料不新鲜、有异味，那就说明它们该进垃圾桶了。购买时请注意香料的包装，以密封玻璃瓶装的为佳，尽量不要选择纸袋包装的。存放时注意避光。

◆ 进阶——印度和泰国料理

这些国家的菜肴气味浓烈，品尝过这些食物后，就连盐和胡椒的味道都会显得寡淡。但我们如何将如此多种的风味汇集到一盘菜中呢？而且在印度和泰国料理中，咖喱调料放置一段时间后很快就会失去香味。将混合香料浸入油中或研磨成泥能很好地解决这个问题。因为油封法可以使气味不那么快散失，也能使不同香料的味道更好地融合。开封过的香料泥应冷藏储存，这样既能保证新鲜，又方便随时取用。有了这些调料，为餐食增添几分印度或泰国风味就变得轻而易举。在烹调时加入鲜生姜，出锅时撒一点香菜，15分钟就能完成一道快手菜。如果您觉得自己搭配各种香料很麻烦，那么可以选择混合香料。传统的混合香料有玛萨拉（*Garam Marsala*）、比尔亚尼（*Biryani*）、罗根乔（*Rogan Josh*）、坦都里（*Tandoori*）等。

玛萨拉：小茴香、豆蔻、肉桂、胡椒、大蒜、姜黄、薄荷、丁香、肉豆蔻、八角、月桂叶。

比尔亚尼：大蒜、生姜、香菜、姜黄、小豆蔻、肉桂、小茴香、薄荷、胡椒、辣椒、月桂叶。

罗根乔：番茄酱、香菜、甜椒、姜黄、柠檬汁、小茴香、洋葱粉、葫芦巴、大蒜、肉桂、丁香。

坦都里：黑胡椒、小茴香、香菜、甜椒、丁香、生姜、青豆蔻。

绿咖喱：青椒、大蒜、生姜、洋葱、韭菜、香菜叶、干辣椒碎、孜然、小豆蔻、甜椒、肉桂、茴香、香菜、咖喱叶、柠檬草、箭叶橙叶。

泰式咖喱： 姜黄、柠檬草、香菜、芥子粉、甜椒、大蒜、洋葱、香芹籽、茴香、迷迭香、多香果、丁香、孜然、葫芦巴籽。

◆ 加入姜黄提升幸福感

您是否品尝过姜黄或姜黄粉？很多超市已经可以买到这种香料了。鲜姜黄看起来就像小号的生姜。印度和泰国料理中常加入姜黄或生姜。建议您在使用姜黄调味时加入胡椒，这样能有效促进姜黄素的吸收。或者用热牛奶、生姜、姜黄和蜂蜜调制出美味的热饮，为寒冷的冬日增添一抹温暖的亮色。如果没有新鲜姜黄，姜黄粉也是不错的替代品。很多人在食用完加入姜黄的菜肴后会产生很大的满足感，因为姜黄能有效促进5-羟色胺和多巴胺的分泌。其效果之好，甚至有人将姜黄作为抗抑郁药物进行了医学测试。我自己也常在饭后深深惊叹于这些小小香料的神奇魔力。

◆ 喝点印度风味饮品

印度奶茶中含有肉桂、丁香、小豆蔻、茴香、八角、生姜等"超级香料"。商场和网络上印度袋泡茶并不少见，只要加入牛奶即可烹煮出一杯美味的印度奶茶，非常方便。若您在寒冷的冬夜想来一杯暖饮，建议不要购买含有大量糖和反式脂肪酸的即饮奶茶，尽量自己制作健康的印度奶茶。

◆ 诱人的甜品

您想不想在10秒内使甜品的美味加倍？如果想，那就请在原味酸奶中加一些香草籽吧！转眼就能让原本普通的酸奶在口味和营养价值上超越用人工香精和黄色色素勾兑的所谓的香草口味酸奶。您还可以在巧克力布丁、酸奶或其他甜品上撒一些姜饼香料（由香菜籽、八角、丁香、生姜、小豆蔻组成），这能使平平无奇的小甜点散发出诱人的香味。

◆ 阿拉伯风味的咖啡香料

您可以将香料洒在卡布奇诺丰盈的奶泡上或浓稠的热可可中，为这些饮品增添几分香味。这些香料包括小豆蔻、丁香、多香果、肉豆蔻、生姜和香草。除饮料外，这些香料还适用于以禽肉、羊肉、南瓜、萝卜为原料的菜肴。这些原料能充分地吸收美味的汤汁。我们要学着用香料丰富生活的味道，因为香料和香草不仅能带来美妙的味觉体验，而且有益健康。这些小植物是真正意义上的"超级食物"，是"超级食物"中的精华。

开——果昔虽好，您懂怎么喝吗？

很多人都有这样的疑惑："超市里的果昔到底值不值得买？"我的答案是不值得。为了迎合大众口味，这些果昔的原料通常以甜味较重的香蕉、橙子、菠萝和苹果为主，顶多再加几颗树莓或者半个猕猴桃来提亮一下饮料的色泽。一个普通苹果的抗氧化物质含量可以达到一杯这种果昔的2～3倍。绿色的以蔬菜为原料的饮品比较少见，因为它们的保质期较短。如果纯粹以莓果为原料，对于超市来说又毫无利润可言。菠菜、卷心菜、树莓和甜菜根做成的混合果昔可以称得上是一杯健康的"超级果昔"，但只能在家中自制，外面很难买到。因为其制作麻烦，颜色古怪，口味也难以迎合大众。市售的果昔一般只需要满足两个条件：看着讨喜、口味香甜。

那些以水果为原料的果昔粉质量如何呢？冻干的超级食物能够很好地保留蔬果中原有的植物营养素。产自南美原始森林的巴西莓或马基莓通常被制作成果昔粉。在巴西可以轻易买到这些新鲜莓果的果汁，在其他地方，我们只能食用冻干来获取其中的营养物质。这两种莓类都含有丰富的抗氧化物质，如类黄酮和花青素。蓝莓果昔粉也是不错的选择。蓝莓中含有21种花青素，还能抑制肿瘤细胞繁殖。目前蓝莓的健康功效正得到越来越广泛和深入的研究。值得注意的是，不要购买含有太多添加剂的果昔粉，那些也是不健康的。

以蔬菜为原料做一杯混合果昔也不失为一种健康的选择。而且很多我们意想不到的蔬菜都是很好的原料，比如西蓝花芽苗。相比西蓝花，西蓝花芽苗中的萝卜硫素含量要高出100倍。一种果昔的健康程度往往取决于配料。抗氧化功效特别强的十字花科蔬菜和各种莓果都是非常好的选择。在选择"超级果昔"的原料时，还有一点需要注意，果昔的原料不能受到有害物质的污染，所以建议您选择有机蔬菜和水果。

结论：饮食与细胞保护

摄入不含任何植物性营养素的食物或不摄入含抗氧化物质的蔬果和香料，会使您的细胞持续受到自由基的攻击。这些攻击造成的损伤会随时间的推移慢慢累积，最终使您衰老憔悴，甚至引发很多重大疾病。所以要选对食物！多选择富含抗氧化物质的食物，这些食物通常含有健康的植物性营养素。不同的植物性营养素共同发挥作用，产生绝佳的细胞保护作用。这种饮食方式能有效减少炎症，预防癌症，促进新陈代谢，保护血管和大脑，还能延缓机体老化。选择什么食物，决定权在您手上，但食用之前请想好，生命只有一次！

医生的话一定对吗

关于恐怖袭击、饮食和药物这三者谁更危险的问题，很多人的答案其实是错误的。因为人是懒于改变的动物，所以会对离自己更近的事物主动进行风险降级，这样就不必为防范风险而做出改变。如果要做出改变，其背后必然有重要的原因。我们要确定这种改变是值得的，新的道路是充满乐趣的，这样才会有动力改变。在本章中，您将了解饮食是如何促进身体再生，又如何改善各项生理系统机能的。正确的饮食方式相比药物治疗具有哪些优势？我们是否过于迷信药物？医药行业是否会带来新的风险？这些问题随后我也将为您一一解答。

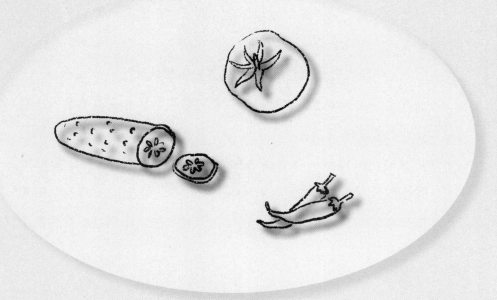

风险比较

您是否也常常选择性忽视生活中离我们最近的风险？我们开车时都会系上安全带，不少人常常担忧自己是否会成为恐怖袭击的受害者。但这些风险感知水平往往与事实不符。很多人对风险的感知都会受到个别案例、媒体报道和自身恐惧的影响，事实上很多人担忧的事情是极小概率的偶发事件。据统计，在德国因恐怖袭击而死亡的概率是0.000049%。也就是说，被雷劈中的概率都比恐怖袭击身亡的概率高得多。

来做个风险比较吧。现在您面前有一架空客A320-200，而这种机型去年曾坠机180次。您还会选择乘坐这架飞机吗？先别觉得这问题奇怪。全世界约有1/2的人死于心血管疾病，也就是说，每年有344 524名德国人死于心血管方面的疾病。可能有人反驳："这肯定把一些老人也算进去了，他们本来也到得病的年纪了。"反驳得很有道理，所以在此我们只计算65岁以下的人数。刚刚的坠机假设是我根据心血管疾病死亡率数据做出的类比，也就是说，一个人未来患心血管疾病的风险与乘坐曾坠机180次的飞机遭遇事故的风险一样大。

我想几乎没有人会在得知这架飞机风险系数如此高的情况下还选择乘坐它，但是，目前许多人在明知心血管疾病如此高发的情况下，依然不采取任何措施，以错误的生活方式损伤自己的身体，自愿登上一架坠机180次的飞机。根据数据分析，在上述因心血管疾病而死亡的案例中，82%的人本可以通过生活方式调整来避免最终的悲剧结局。除心血管疾病以外，65%的癌症及91%的糖尿病都是可以预防和避免的。吸烟、缺少运动和不当饮食将我们引向死亡。

如何避免悲剧发生？很简单，不抽烟、健康饮食、多运动。这样才能使各种生理机能更好地实现自我修复，并降低其老化速度。

思维的局限性

在谈及饮食相关话题时，我发现几乎所有朋友都认为自己的饮食方式非常健康。几乎没有人承认自己的饮食有问题，只觉得一切尽在掌控之中。但当我打开他们的冰箱时，看到的往往是与他们的描述完全不同的场景。冰箱内其实是一个非常私人的空间。这里藏着大家不愿暴露的"黑暗"小秘密，也有些人根本没有意识到含糖酸奶、肥腻的香肠、速食酱汁等食物有什么问题。

我们会刻意忽视自己饮食方面的问题，弱化餐桌上的风险。但我们是可以做出改变的——随时可以，只要我们愿意。但大家普遍会有这种心态："现在还是算了，还没准备好，因为……"然后找出种种借口，拒绝改变。

这就是思维的局限性。自己有能力降低风险，并不代表风险会自动降低，前提是您要采取行动。死于脑卒中的概率比在恐怖袭击中丧命的概率高3 997倍，而您是否会脑卒中，很大程度上取决于您自己的生活方式。现实中大多数风险都源自生活方式不当导致的疾病。请时刻谨记，我们能够改变自己的生活方式。

改变比您想象得更容易

提到改变，很多人会说："没时间！白天太忙，晚上已经累得不想做饭，也不想做别的事情。"请您相信，一个人的新陈代谢功能越强，他的精力越充沛。德国人平均每天看电视的时长是3.5小时！根据年龄的不同，一个人每天有1～3小时（甚至更多）花在聊天软件或各种社交平台上。刷刷手机，1小时转眼就过去了。在这样的时间分配下，难怪很多人连享用美食、与朋友相聚或运动健身的时间都抽不出来。媒体不断给我们带来负面消息，然而，其中大部分事情对您的生活不会产生切实的影响。因此，几年前我做出了一个决定，只关注对自己的生活真正有意义的事情，在自己的能力范围内做出积极改变。努力摆脱媒体的影响，潜下心来生活。其实有这种愿望的人不止我一个，50%的人希望自己能少看点电视，34%的人不想花那么多时间在互联网上。

其实要做到这些很容易，只要从现在起，斩钉截铁地远离电视和电脑，坚持几天就能养成习惯，然后就能有更多自己可支配的时间。我们会更注重自己的生活品质，有更多的时间烹调健康的美食并做自己喜欢的运动，这样身体健康就指日可待了。

做对自己有益的事

通过数百万年的进化，我们的基因每日需要摄入约1 000卡食物中含有的维生素和植物性营养素。您可以试着把一条长约30米的红线缠在楼梯上，最终呈现出的复杂图线就相当于人类数百万年的进化史和符合进化的饮食。而红线的最后几厘米，也就是您手中的那部分，代表着过去70年受工业发展影响的饮食。哪一种更适合您，不用我多说了吧？

　　仅维生素A这一种营养素就参与了人体中约15 000种新陈代谢。想要保证摄入足够的营养素，我们每天要摄入7～9份植物性营养素。注意，这只是一天的分量！这一摄入量在今天来看是很难达到的。比如当我在讲座上向观众提问他们每天摄入多少植物性营养素时，最常见的答案是2～3份。只有大约1%的人每天能摄入4～5份。而且来参加讲座的观众已经是非常注重饮食健康的群体了，他们都很难达到最佳摄入量，更不用说普通人了。我们经常能从书中读到这样的话，至少摄入5份蔬菜和水果，才能摄入充足的营养物质。但这往往很难实现。您可以试着为自己的营养摄入情况打分。通过这个分数，就能了解您在饮食质量提升方面还有多大的潜力。

　　有的人可能不理解："算这些干什么，数字能说明什么？营养物质摄入2份和7份有什么区别？"分数听起来确实过于死板，但高分数体现的可能是一系列生活状态：充沛的精力、良好的情绪、强大的抗压能力和快速恢复能力。以上只是几个方面，要想全面了解充足的营养摄入的功效，最好的方式还是亲身体验。一旦您切实体会到这些积极作用，就离不开它们了。

　　很多现代人在谈及兴趣时会说自己"喜欢享用美食"。我有一个小建议，下次去超市时您可以留意一下，别的顾客都买了些什么。通过观察可以发现，大部分人购买的都是一些包装好的成品食物，很少有新鲜原料，这就是所谓的"美食"吗？我更想将这些食物称为"悲剧"，并且这些悲剧每日都在上演。观察完食物后我会顺便将目光投向这些食物的购买者，观察他们的肤色、体形和气质。这是一个在超市排队时消磨时间的好方式。

我家的餐品丰富多彩，菜肴中融合了各种香味、色泽的蔬果和香料。每个来我家用餐的人都会赞叹："这真是一种享受！"而且我也有足够的时间来享用美食。哪儿来的时间？因为我关掉了所有社交媒体，为自己享受生活留出了时间。

常见死亡原因中的第 4 位和第 10 位

注重调养身体的人很少生病，这意味着他们可以避开第4位常见死亡原因。这个原因，我不说您可能不知道，即各种药物副作用导致的死亡。值得注意的是，这些药物都属于合理治疗用药，并非错误用药。在德国，每年有58 000名患者死于药物副作用，整个欧盟一年因此死亡的人数甚至达到66 200 000人，这是何等惊人的数字！而这种死亡是可以避免的。

弗洛里希教授曾任联邦卫生部药物审批局负责人。他表示，在所有需要住院治疗的患者中，5%（老年患者约为15%）的疾病都是药物副作用导致的。因药物副作用而导致的住院时长占患者住院总时长的10%。从数据可以看出，药物副作用对于每个人来说都是一种现实存在的风险。这一结论与美国一项综合了39项调查的研究结论是一致的。保持良好的生活习惯，注意身体保养的人患病的概率更小，住院的次数也更少。这同样意味着他们能避免第10位常见死亡原因——每年夺走2 000名德国人生命的医院感染。

药物与食物

看到这里，您可能不免奇怪："这本书是讲饮食的，关药物什么事？"但是在德国，不仅仅是老人，几乎一半的德国人都会经常性服药。德国TK医疗保险对这种现象有过如下描述："在德国，药物好像已经成了一种新型食品。即便是普通上班族，365天中也有250天在服药。"而大家常服用的一些"保健药"都治什么病？据统计，对于30岁左右的人群来说，医生开出的药物中，有46%是用来降血脂或降血压的。

在过去10年中，人们对于药物的需求量翻了一番。这种现象背后少不了医药行业的营销推广，同时医学界狭隘的以药物为主的治疗理念也负有一定责任。此外，很多患者坚持要医生开药，不开药总觉得少了点什么。可能在这些患者眼中，只有开了药才算是被医生重视了。结果受药物副作用影响的人数节节攀升，目前已达数百万人。维滕/黑尔德克私立大学全科医学研究所负责人索尼克森教授曾批评："几乎1/3的药物是在毫无科学依据的情况下开出的。"

对于传统医学来说，只要一些指标稍稍超出正常范围，比如对于轻微的"三高"（高血压、高血脂、高血糖），很多医生的第一反应就是开各种降"三高"药物，而不是试图从根源上治疗这些病症。这些健康问题的根源其实是不正确的饮食方式。稍大一些的诊所能开具的药品种类超过400种。很多情况下，医生几乎不可能充分考虑某种药物在所有方面的影响，而且现在的药越开越多，越开越杂。有些处方一开就是五六种药物，有的甚至是十几种。其实大多数时候患者并不需要服用这么多药物，不乱服药的人反而好得更快。用弗洛里希教授的话说就是："现在这种现象简直可以说是'治病治病，越治越病'。至少从药学角度来看是如此。"

来自药理学家的建议 ✎

在医生开药或您去药房买药的时候，请记得确认药物之间的相互作用。

我的建议 ✎

人体神奇的再生力远胜于许多药物。最理想的状态是通过健康的饮食和生活方式赋予身体强大的自我修复能力，使身体自我排查和解决一般性的小问题。除非不得不接受药物治疗，否则不要轻易卷入滥用药的旋涡。使身体自愈，这样我们就能避开最常见死亡原因的第4位（药物副作用）和第10位（医院感染），也不必在就医、服药和忍受药物副作用方面花费时间、浪费生命。

饮食的效果——以高血压为例

为什么医生开药频繁？因为很多患者的思维是："来都来了，不开点药总好像少了点什么。"想象一下，要是您因为高血压去就诊，但医生给出的建议只是"多食用蔬菜"，因为"蔬菜中含有丰富的钾，能降血压"。这听起来简直像随口胡诌，您能信服吗？光吃菜还不够，这位医生还会说："我给您开的方子是请您去减肥咨询机构，找个训练营参加一下。半年之后等您的体重降下来，我再根据情况看是否需要给您开药。"听上去是不是特别不靠谱?恰恰相反,这其实是治疗高血压最有效、最科学的方式。但现在大部分医生并不会给出源头的解决方案,而是通过不断开降压药来治疗表面症状。

您可能觉得上述情况与自身情况不符:"我年纪不大,血压也正常。"这并不意味着您不需要注意。血压不是一夜之间升上去的,而是在各种生活习惯经年累月的影响下慢慢升高的。所以最理想的情况是,从一开始就保持心血管健康。其实富含钾的蔬菜和水果就能很好地调节血压。血压低了,患脑卒中等疾病的风险也就降低了。有10项研究对总计286 000名患者的数据进行分析,并得出了如下结论:每增加1 000毫克的钾摄入就能将脑卒中概率降低11%。1 000毫克钾是多少?两根香蕉中的含量。再加一些蔬菜,您就能有效保持血管健康。钾、镁和ω-3脂肪酸都具有调节血压功效。通常只要这些营养素摄入充足,就能使血压保持长期稳定。

自然界在数百万年的进化中选定了这些营养物质,它们的出现远远早于任何一种降压药。随着科技的进步,很多人在不知不觉中产生了对药物的极端迷信。当然医药行业的发展挽救了许多患者的生命,这点是毋庸置疑的。但如果在传统药物治疗的基础上再保持健康的生活方式,效果会更好。正确饮食、减重和适量运动三者结合能有效降低血压,并且效果持久。

"我得先问问医生"

遗憾的是,问医生很少能真的问出什么。虽然医生被视为健康领域的专家,但有些医生在饮食和营养物质补充方面并没有受过专业培训。74.5%的年轻医生认为他们在"饮食"方面受到的培训不足。这与培训本身的局限性有关，学校顶多在前几个学期开几节关于食品生化基础的研讨课，这就是全部了。因为医学领域日日都有新变化，仅是跟上本专业知识的更新和发展，就得花不少功夫。

　　对于私立医院来说，还有一个原因，疾病预防工作做得好，医生就没钱可赚了。据统计，医生花在一位患者身上的平均时间是7.6分钟，患者与医生进行的初次谈话，平均15秒就会被医生打断。不管患者前往诊所的频次如何，他都能给医生带来每季度27～55欧元的收入。任何不涉及开药的咨询都无法满足诊所的营利需求。医院和诊所要想开下去，就必须营利。所以医生不会建议患者通过饮食方式调整来治疗疾病，顶多只会说一句"注意均衡饮食"。至于具体如何"均衡饮食"，他们似乎从来不具体说明。在无知或营利意识的驱动下，医生会忽视饮食的重要性，而这种态度也会对患者产生影响。他们变得不再相信饮食的重要性，也不明白维生素、矿物质、ω–3脂肪酸等营养物质对于健康的重要意义。

变小的药品箱

　　奥利弗的故事非常典型。"之前我的药物能装满两个抽屉，包括感冒用药、缓解膝盖疼痛的止痛药等。都是医生给我开了但没吃完，经年累月积攒下来的。此外，还有出行时为防止各种意外而准备的紧急药箱。5年前我通过饮食调整成功减重20斤。之前骨科医生建议我通过刮除植骨术治疗膝盖问题，但减肥成功后，膝盖自然而然地不疼了。也就是从那个时候起，我开始注重补充营养，增加维生素、矿物质、膳食纤维及ω-3脂肪酸等营养物质的摄入。虽然我经常出差，在旅途或宾馆中可能没办法控制饮食，但我现在体内的各种维生素、微量营养素水平都非常正常，而且我感觉精力充沛，晚上还能出去走走，睡眠质量也提高了。我已经4年没有找过我的家庭医生了。我的医疗保险是自费的，所有诊疗费用都由自己支付。之前我花在看病上的费用平均每年能达到1 500欧元，而现在一年一分钱都不用花。与此同时，原来两抽屉的药量也已精简为一个小鞋盒的药量。"

类似的故事我在过去25年中听过不下百遍，他们不再疲乏，很少感染疾病，过敏症状消失，神经性皮炎有所改善，情绪越来越好，不再饱受偏头痛的折磨，一些患有多动症的儿童甚至可以摆脱药物生活；高血压患者的血压降低了，哮喘患者也不必再依赖激素治疗……每个人都会出现一些不当饮食/维生素缺乏/压力/睡眠不足导致的健康问题，因为这些不健康的生活方式影响了身体的自我修复能力。改变生活方式不仅能在一定程度上使这些问题得到缓解，甚至完全消失，有的时候还能起到意想不到的功效，比如使身体的其他不适得到缓解。

绝大多数患者都想得到一个快速治疗方案。他们来找我，一张口就是："您好，乔普先生。有没有什么维生素或饮食方式能治我这个病？"不难看出，这些患者希望按照自己以往的就医习惯，在短时间内解决一个独立、特定的问题，用药物"Y"解决问题"X"。只不过维生素等营养物质在人体中的运作并没有这么简单。人体非常复杂，它的一次自我修复往往需要几个月，甚至几年。所以我们对于营养饮食的认识，需要彻底转变以往的思维方式。

> **我的建议** ✐
>
> 　　请不要只针对自己的症状补充某种特定的营养素（以"Y"补"X"），而是连续几个月充分摄入各种微量营养素和ω-3脂肪酸，以调理自己的新陈代谢。

新趋势——通过改变生活方式治疗疾病

　　有人可能觉得"生活方式医学"这个词听上去非常陌生。确实，但是它的效果非常好，甚至被纳入了美国的医疗保险。这种医学"新"在何处？生活方式医学也叫饮食医学，能够在减少药物使用的基础上使病情稳定，甚至完全治愈。饮食在其中起到的作用不再只是预防，而是治疗。由于美国保险集团的特殊性质，他们通常以节省保险费为出发点，致力于寻找真正有效的治疗方式。在他们看来，治本比治标更为重要，所以这些保险集团会与医生合作，探寻问题根源的解决方案，并为此付费。

　　举个例子，美国几乎所有医保中都涵盖长达72小时的生活方式医学系统性学习项目，其内容包括营养饮食、合理运动、减轻压力等。通过这一项目，美国的奥马哈互助保险公司（*Mutual of Omaha Insurance*）每年在每位患者身上省下的理赔费用近30 000美元，这些费用多用于心脏方面的旁路手术或支架植入手术。而现在，钱省下了，而且新的治疗方法效果一点不比原来差。80%的患者接受生活方式医学治疗之后将健康的生活饮食方式保留了下来。5年后，这些患者患心脏相关重大疾病的概率降至原来的1/3左右。而这只是生活方式医学在实际应用中的成功案例之一。

头疼医头，脚疼医脚

目前大家就医的普遍习惯是，先得到一个诊断结果，再根据这个结果进行针对性治疗。我自己也是科班出身的医学记者，也在各种各样的会议上习惯了这种指哪打哪的治疗思路：过敏、皮肤病、高血压、心血管疾病、勃起功能障碍、儿童多动症、肠道问题、糖尿病……所有这些病症都会被作为独立的病症进行治疗。

对症下药，针对性治疗，这确实是一种进步。但其实很多疾病产生的根源是相同的，所以生活方式医学能使我们从一个全新的视角认识疾病。

最常见的致病根源包括饮食不当、体内缺乏营养物质，以及生活方式不合理（缺乏运动、长期压力、睡眠不足、吸烟等不良习惯）。这些因素一起向身体施压，丝毫不给它自我修复的机会。这些不良习惯经过长期累积，最终引发疾病。它们会破坏免疫系统功能、损伤人体内的微生物群、影响重要的基因片段、加速衰老、扰乱新陈代谢并削弱身体的自我修复能力，同时加剧心脏、血管等的负荷。受过相关专业培训的医师会通过生活方式医学实现真正的"可持续治疗"，从而减少人们对医生、手术及药物的需求。

饮食的重要作用

有人可能会有这种想法："我没什么毛病，非常健康。"但是，没有生病并不能代表人是健康的。疾病的显性症状只是它显露出来的冰山一角，而在此背后，可能已经堆积了我们未能发现的许多问题。我们的身体虽然拥有自我修复和再生的巨大潜能，但实现这一切的前提是，我们要给它进行修复和再生的机会。很多人长期营养物质摄入不足，从而产生了健康问题，这正在使我们逐渐成为用传统医学修修补补的昂贵"机器"。幸运的是，过去10年间出现了这种全新的医学视角——生活方式医学，一种能激活人体自愈能力的治疗方式。

我的继父、与我有过多年合作的共同编写者——施特伦茨博士曾经说过这样一段话：

"对于传统医学而言，只要没有化学手段干预的状态似乎都称得上健康。也就是说，任何不需要阿司匹林、β受体阻断药以及化疗的身体状态都是健康的。传统医学对治疗的定义是：给身体一些化学刺激，从而使其恢复健康。我们当然有理由对这种定义产生质疑，在这种理念下，医学奇迹的发生确实是小概率事件。"

我们正在步入一个全新的时代，饮食不仅能避免疾病产生（预防），而且正确的饮食、运动和减压能切实治疗疾病。因为健康的生活方式能提升人体的自我修复功能，激活重要基因片段（表观遗传学），并对我们体内上千个新陈代谢的过程起到促进作用。自我修复原本是身体最擅长的本领，想让它恢复这项本领，我们就要在健康状况亮红灯之前，对身体进行妥善的调理。

结论——医生的话一定对吗

　　生活中真正的风险往往潜伏在超市里、隐身于食物中、附着在沙发上。医药产业本应为我们消除这些风险所带来的影响，但医药产业的快速发展使很多人形成了迷信药物的心理，这其实完全偏离了真正健康之道。对于人体而言，真正重要的是自我修复、不断再生。而要维持或提升神奇的人体再生力，就要对旧习惯做出改变。优化生活方式有助于我们避免80%的疾病，好的生活习惯甚至能有效治疗疾病。新的医学理念——生活方式医学将传统医学与饮食方式、微量营养素、运动结合起来，能彻底消除不同症状的共同根源。

延缓衰老——端粒

您是否想过这个问题：为什么有些人60岁，看上去却像40岁？而有些人虽然只有40岁，身体状态却像60岁？人体的老化过程与基因有关，可以通过基因来测量。您可以自己决定，是加速还是减缓身体细胞的老化过程。

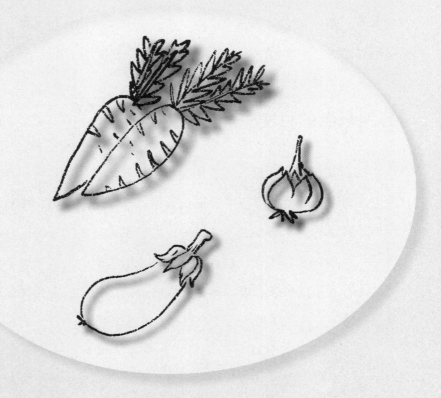

人人都关心的问题——怎样保持年轻

在好莱坞电影中，一滴血就可以暴露凶手的身份。《识骨寻踪》《医学神探》《犯罪现场调查》之类的影视作品中，法医是主要角色。他们能从区区一滴血中提取出犯人的基因。而DNA分析最先得出的信息是什么呢？是年龄。这是根据血液中端粒的长度来判断的。

端粒是人体细胞染色体末端的蛋白质复合体。细胞每进行一次分裂，端粒就会缩短，细胞年龄就会增加。这个过程不断重复，直至细胞无法正常分裂。这会导致那些分裂出来的老化的细胞不能正常工作。端粒长度越短，生理年龄越大。所以我们的生理年龄并不取决于出生日期，而取决于体内的细胞年龄。最直观的判断方法是测量端粒的长度。端粒被称为细胞寿命的"有丝分裂钟"。端粒越短，患病的可能性越大，人体再生能力越差，人的寿命越短。

延缓衰老的秘密——端粒

应该如何保持年轻？哪些因素影响着我们的生理年龄和身体修复能力？通过哪些方法可以改变端粒长度，从而延缓衰老？青春永驻、保持年轻活力、老而不衰，人类的这些梦想有可能实现吗？若有可能的话，我们又该为此做些什么？更进一步地追问：人的生理年龄是可逆的吗？我们的抗衰老进程是否可以通过端粒长度的变化来体现？要是您对这些问题感兴趣的话，千万不要错过这一章。

想要知道人为什么会变年轻，首先要了解人为什么会变老。现在——就在眼下这一分钟，您体内有数百万的细胞正在进行更新：心脏细胞、皮肤细胞、肠道细胞，还有骨髓中的干细胞。从严格意义上来讲，人体是一个由70万亿细胞构成的持续活跃的生物系统。而这些细胞每时每刻都在增殖和衰亡。细胞每分裂一次，端粒就变短一点。说得形象一点，端粒就像是鞋带末尾的塑料帽，要是出现了过度磨损，整条鞋带就会散开。同样地，人体中的端粒越短，染色体中的基因越不稳定，细胞老化得就越厉害。这种老化在身体外部表现为皮肤的老化、黑色素细胞减少导致的白发；老化在身体内部则表现为器官的再生能力变弱。人出生时，体内的端粒是完整的。这些染色体末端的小部件平均每年缩短约15~20个碱基。35岁时，人体内的端粒长度只有出生时的75%，60岁时，人体内的端粒长度只剩出生时的一半。随端粒缩短而不断流逝的是我们新陈代谢旺盛、各脏器运转正常的健康岁月。

端粒缩短并非不可逆

　　看了上面的内容，有人可能会觉得失望："端粒越来越短，人越来越老，我们对此却无能为力吗？"不用担心，我们可以对端粒的缩短过程施加影响，使它重新变长。我们体内有一种叫端粒酶的酶，它可以增加端粒的长度。2009年，伊丽莎白·布莱克本凭借这项发现获得了诺贝尔奖，并因此成为当代最具影响力的科学家之一。随后，越来越多的研究开始聚焦人们的生活方式对端粒长度的影响。毕竟端粒的长度能够体现一个人对他最宝贵的财产——身体的态度。饮食、运动和压力等情况都会对衰老过程产生影响。您的生理年龄虽然取决于基因，但人为因素也会对它产生极大影响。

　　什么样的人生才算是成功的人生？有人拥有大量财富，到老却患上阿尔茨海默病，在养老院孤独终老；有人财富较少却可以健健康康活到80岁。这两种人到底哪一种算是幸福的？有人年过期颐，端粒却还保持着罕见的长度，这意味着他们的细胞系统在持续有效地进行修复和再生；而有人因为早年的心肌梗死病史，40岁时就开始出现各种健康问题，到老也只能足不出户，窝在沙发上，面对漫长的求医之路，寿命再长也只是徒增痛苦。经过上述思考之后，我得出了以下健康目标：与其追求财富，不如更注重身体健康。延长健康的寿命，而非不健康的寿命。

成为自己基因程序的程序员

概括一下，细胞越年轻，端粒越长，我们的"生化工厂"（也就是机体组织）就能越有效地进行自我修复。年轻细胞具有较强的恢复能力，老化细胞的再生能力等功能都会减退，最终衰亡。细胞的年龄越大，体内的基因物质就越不稳定，而这种不稳定会导致基因程序不能被正常识别，从而进一步加速人体老化。

为了便于理解，您可以把基因想象成电脑的系统。您可以通过自己的生活方式对这一系统进行调节和优化，比如基因的读取方式（表观遗传）或老化速度（端粒）。如果这个系统没有得到妥善管理，它就会越来越慢，甚至频繁死机。所以我们能做些什么呢？那就是进行软件管理（选择有益于基因的正确饮食）、硬盘减负（减少压力、多运动）、启动杀毒软件（强化免疫系统）和软件升级（保持干细胞活性）。

端粒缩短会带来哪些疾病？是否有相关研究？这些问题都很有意义。我在看到一些大胆的观点时也会问自己：这些到底是媒体的宣传，还是有理有据的研究？接下来的问题是：我的读者需要了解这些知识吗？了解了这些，他们会更有动力做出改变吗？

经过研究之后，我对上述问题的答案是：细胞老化对疾病的发展有很大影响。这是研究人员在长期研究中，通过比较端粒长度不同的受试者，并对比较结果进行分析，同时定期询问受试者感受，观察他们的身体状况、患病情况、恢复情况以及死亡速度得出的结论。这些研究结果近几年受到了越来越多的关注。

为什么端粒越长越好

• 新冠肺炎疫情后一个人尽皆知的例子

干细胞负责生成免疫细胞，干细胞老化会使整个免疫系统的防御力下降。所以新冠肺炎的老年患者死亡率较高。不同人群的患病风险等级与他们的年龄直接相关。

• 在上个例子基础上的拓展

端粒较短的受试者出于各种原因较早死亡的风险增加了23%（25项研究，121 749名受试者，其中21 763名受试者死亡）。您或许会疑虑："可能一些受试者的先天基因条件不是很理想？"

那好，我们来举一个双胞胎的例子，因为他们的基因条件几乎是完全一致的，但他们有不同的饮食、生活习惯，承受的压力也不同，这会带来哪些影响呢？在参与研究的双胞胎中，端粒较短的一方比另一方的死亡风险增加了约44%（4项研究，12 083名受试者，其中2 517名受试者死亡）。老化较快的细胞的再生能力确实比较弱。

心血管疾病是西方社会最大的致病因之一。研究中，端粒较短的受试者患心血管疾病的风险比其他受试者高40%（24项研究，43 726名受试者）。或许有人会问："这和高血脂、高血压有关系吗？"答案是没有。细胞年龄是导致心血管疾病的独立因素。它决定了心脏细胞和血管细胞的再生效率。之后的章节还会提到，心血管疾病不仅可以通过药物和手术治疗，还可以通过身体拥有的巨大再生能力而改善，甚至可以被完全治愈。

德国人近60%的食品为高糖食品，致使700万德国人患糖尿病。10年前，德国38%的糖尿病是由超市货架上的方便食品导致的。而端粒较短者的患病风险还要增加30%（3项研究，6 991名受试者），这是因为老化的胰腺细胞的自我恢复能力较差。

患癌后还能活多久

先插一个小故事：我母亲曾被诊断出癌症，但当时医生不建议她进行化疗，因为对于她这种80岁高龄老人来说，成功的希望是很渺茫的。但我还是说服了医生，让医生知道，我的母亲是同龄患者中最健康的一个。说她健康，不仅仅是因为她看上去像60多岁，也因为她在生活中精力充沛，饮食得当且经常运动。她常常做瑜伽，甚至还想试试倒立，不过鉴于她的年龄，我还是成功说服她放弃了这个动作，因为我担心她的颈椎受不了。现在她已经93岁了，依然非常有活力。距离当初医生拒绝化疗已经过去了13年。而这13年中，母亲的健康状况一直不错。从这个小故事中我们可以看出，良好的生活方式对老年生活质量的影响。

• 真实数据：在采取了不同的癌症治疗措施后，端粒较短的受试者可以多活2年，而端粒较长的受试者可以多活9年（47 102名受试者，观察期限20年）。

结论

就算患病，生理年龄较小的人更可能经历良性的疾病发展，在药物治疗和术后痊愈的可能性更大。

• 生理年龄会影响我们的患癌风险吗？答案是肯定的。因为生理年龄越大，基因物质的复制效率就越低，越容易产生变异细胞。每个人体内每天都会产生肿瘤细胞，而免疫细胞会吞噬或杀死这些肿瘤细胞。但随着年龄的增长，免疫细胞越来越衰弱，这就增加了患癌风险。将癌症患者与健康人的端粒进行对比后发现，端粒较短的人患癌风险比其他人高出30%（21项研究，24 356名受试者）。

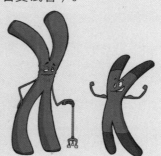

• 所有人都希望老年时依然神志清醒，绝不希望自己的神经细胞过早老化。而与健康的同龄人相比，阿尔茨海默病患者的端粒明显更短（13项研究，2 882名受试者）。

我的建议 ✎

尽可能保持细胞年轻，因为您以后很可能还要用到这些健康的细胞。它们可以在患病情况下为您提供缓冲，在诸如化疗之类的治疗后延长您的生命。毕竟超过1/3的德国人都得过癌症，多关注细胞健康总是没有坏处的。

关——现代饮食方式带来的老化

您可能会问："我们应该如何保持年轻？"遗憾的是，现在并没有能延长端粒的特定药物。端粒的长度仅与我们的年龄和生活方式有关。是以缩短寿命为代价随心所欲地生活，还是改变一下生活习惯而活得更健康、更年轻呢？您自己决定。另外，良好的生活习惯还可以延缓衰老，这算是一个附加功效。

您可能又会问："那是谁告诉你，改变生活方式就一定有用？"是研究。您和我一样都持有批判态度，这很好。研究表明，目前能保持端粒长度稳定的因素只有4个：饮食、运动、睡眠和减压。

您可能还想知道哪些食物对端粒有害。引起端粒损伤的主要原因有两个：一是自由基的攻击，二是体内炎症。从这两点我们可以推断出哪些食物能起到端粒保护作用：富含抗氧化物质的食物，因为抗氧化物质能抑制自由基；还有抗炎食物。

抗炎饮食这个概念可能对于很多人来说还比较陌生。简单来说，持续摄入精制碳水（糖、面粉制品等）会使胰岛素水平升高，从而导致炎症及体内自由基的增加。在一项研究中，研究人员测量了5 309名健康美国人的端粒长度，并在排除了吸烟等潜在风险因素的情况下分析了他们的饮食记录。结果表明，与不摄入含糖饮料的受试者相比，每天摄入半升含糖饮料的受试者的端粒老化更快，他们的端粒平均年龄比对照组老化了4.6年。

为了使您对糖的危害有更深入的理解，我们将它造成的不良后果与香烟进行对照。糖导致的端粒缩短与吸烟导致的端粒缩短程度不相上下。也就是说，从细胞老化角度看，摄入精制碳水和吸烟一样有害！那吸烟行为本身的危害呢？我们都知道，香烟烟雾中含有4 000多种毒素，会刺激自由基，造成细胞损伤和端粒快速老化（30项研究，144 504名受试者）。

　　同样容易引发炎症从而导致端粒缩短的食物是肉类（尤其是加工肉类），特别是香肠制品，因为香肠中的劣质脂肪和添加剂更易导致炎症。在现代饮食方式下，人们会通过肉类（尤其是加工肉类）摄入大量饱和脂肪酸，通过面包等主食摄入大量糖等精制碳水，而蔬菜、水果及全谷物食品的摄入量却不足。这种饮食结构会加速衰老。也许您知道这种饮食结构是不健康的，但通过书中确凿的数据，我相信您能深化这一认知。身体老化的速度更多是由您的饮食（而非基因）决定的。

开——增加端粒长度的天然食物

　　大多数药物会影响体内的新陈代谢活动，而食物却能在不同层面发挥积极作用。

开——坚果能增加端粒长度

　　对于人体这个大机器来说，坚果类食物有很多益处，可以降血脂、抗氧化、保护细胞，还能攻击肿瘤细胞。一项由5 500名18～84岁的美国人参与的研究表明，坚果能增加端粒长度。这项研究的费用较高，但美国的这些项目都是由国家出资的，不受坚果生产商或制药商资助，可信度较高。

　　研究结论是：通常情况下，白细胞端粒每年会缩短15.6个碱基。而研究中那些每天摄入20克坚果类食物的受试者，他们的端粒长度却增加了16个碱基，折算成寿命约等于一年。换句话说，只要每天食用一把坚果，您的寿命就能延长几年。

关于超级坚果——常见问题

"20克坚果是多少？"20克大概相当于 3 个核桃仁的重量。腰果、榛子、核桃、开心果、巴西栗、杏仁、山核桃，这些坚果我都喜欢。每天食用一点，越活越年轻。

"什么坚果有益健康？"在所有坚果中，核桃的ω-3脂肪酸和抗氧化物质含量最高。

"为什么坚果对端粒长度的影响这么大？"因为坚果中富含的抗氧化物质能保护细胞端粒不受自由基的侵害，而ω-3脂肪酸能抑制炎症，所以坚果能对端粒起到较好的保护作用。

"坚果热量很高，食用会不会变胖？"定期适量摄入坚果不会导致体重增加。部分研究（62项研究，7 184名受试者）表明，坚果甚至具有减重功效。

"为什么高热量的坚果不会增重？"一是因为坚果能带来持久的饱腹感，有利于抑制其他食物的摄入；二是因为坚果的热量不会完全被人体吸收。因为坚果中含有丰富的膳食纤维，大概20%的热量会被排泄。此外，坚果还能将人体新陈代谢的效率提高30%，这样就能燃烧更多的脂肪。单单这一点就足以吸引医药公司将坚果包装成高利润的燃脂减肥产品，只可惜坚果没办法申请专利。不过值得注意的是，尽管坚果没有我们想象的那么容易增重，但也要控制摄入量，每天一小把即可。

"什么是种子类坚果？"葵花子、南瓜子、芝麻、亚麻籽、奇亚籽，这些都属于种子类坚果。以亚麻籽为例，它在潮湿的环境中几天就能发芽。这类坚果不仅具有较高的营养价值，还含有丰富的膳食纤维，对人体肠道菌群有益。

"种子类坚果口感如何？"您有没有试过把它们稍微烘烤一下，再撒在沙拉、酸奶或麦片上？它们被烘烤后会散发出诱人的香气，味道也会变得更可口。

开——咖啡使人年轻

现在我们来介绍另一种能延长端粒的食物：咖啡。有人会问："为什么现在又倡导喝咖啡了？"因为多年来主流观点都不提倡饮用咖啡。有人说咖啡因具有成瘾性，有人认为咖啡会升高血压从而导致心血管问题。其实事实恰恰相反，由121 915名受试者参与的21项研究明确显示，咖啡能使心血管疾病发病率降低21%。

咖啡是很多人维生素B_3的主要来源，它还富含抗氧化物质，能保护细胞端粒。尤其是对于营养不良的人群来说，咖啡是他们体内抗氧化物质的重要来源。从抗氧化功能来看，咖啡算得上是一种超级食物了。

咖啡对端粒有什么影响？3项大型研究表明，每天喝2杯咖啡能将基因衰老程度减缓4～6年。

饮用咖啡对端粒的影响	
21 项研究，121 915 名受试者	每天喝 4 杯咖啡的受试者因心血管疾病而死亡的概率比不喝咖啡的受试者低 21%
20 项研究，937 904 名受试者	大量饮用咖啡的受试者死亡概率比少量饮用咖啡的受试者低 16%

饮用咖啡对端粒的影响	
5 826 名受试者	每天饮用 1 杯咖啡的受试者体内的端粒增加了 30 个碱基；每天饮用 2 杯咖啡的受试者的端粒甚至增加了 70 个碱基，折合成寿命分别为 2.3 年和 4.6 年
4 780 名女性受试者	比起不喝咖啡的受试者，常喝咖啡的受试者体内的端粒更长；每天喝 3 杯咖啡的受试者的端粒比每天喝 1 杯咖啡的受试者的端粒更长
976 名男性受试者	每天喝 3 杯以上绿茶的受试者体内的端粒比不常喝茶的受试者更长，折合成寿命约为 5 年

开——饮用绿茶保持健康

绿茶是一种超级食物，其中含有大量儿茶酚，这种物质不仅能抑制肿瘤细胞活动，本身也是一种强抗氧化剂。通过上表中针对976名男性的实验，我们不难看出绿茶的健康功效：常喝绿茶的受试者在端粒老化方面比不常喝茶的受试者减缓了5年。

开——补充维生素和ω–3脂肪酸

研究表明，补充营养物质（如ω–3脂肪酸）对人体健康十分有意义。

维生素——新陈代谢管理师

美国有一句流传颇广的谚语："一天一苹果，医生远离我"（*An apple a day keeps the doctor away*）。遗憾的是，现实生活中大家的做法恰恰相反：大部分人一天看一次医生，也不会记着一天食用一份水果（*A doctor a day keeps the apple away*）。这种现象反映出，很多患者对健康的态度：只知道通过服药保持健康。更糟糕的是，很多医生都拒绝给出营养饮食方面的建议，要么因为他们在这方面一无所知，要么问诊时间有限，没空进行诊断、开药之外的沟通。这样一来，很多患者只能独自面对他们的问题，所以我们常常听到这些声音："可是医生什么都没说。"或"每天补充维生素和矿物质有意义吗？"那我也有一个反问：您每天至少摄入 5 份蔬菜和水果了吗？在之前的章节中我们已经讲过蔬菜和水果的重要性。但当我在讲座上提出这个问题时，通常只有1%的人能做到这一点。即便是非常注重饮食的人，每天也只能摄入2～3份蔬果，远低于推荐的最小摄入量。人类的身体在长达数百万年的进化中渐渐适应了每日7～9份的蔬果摄入，这一摄入量放在今天来看也是一个非常理想的值。微量营养素（维生素、矿物质等）有助于促进身体新陈代谢。只有在这些营养素的帮助下，我们的基因才能被正确解读，从而开启身体的自我修复程序。鉴于其对基因的重要作用，补充维生素也可以防止端粒过快缩短。

　　在美国营养与健康调查数据库的一项研究中，研究人员对10 568名受试者进行了精确的饮食记录和端粒测量。结果显示：摄入维生素和矿物质最多的受试者体内的端粒最长。

补充营养物质有意义吗？ 微量营养素和 ω-3 脂肪酸对端粒长度的影响	
10 568 名健康的受试者	大量补充维生素 C、叶酸（维生素 B_9）和镁等微量营养素的受试者体内的端粒比少量补充营养素的受试者更长
586 名受试者	补充维生素的受试者体内的端粒比不补充维生素的受试者长 5.1%

补充营养物质有意义吗？ 微量营养素和 ω-3 脂肪酸对端粒长度的影响	
2 010 名受试者	将血液中维生素 D 含量最高和最低的受试者进行对比，前者的端粒老化程度比后者轻，折合成寿命约长 5 年
608 名受试者	血液中 ω-3 脂肪酸含量最高的受试者体内的端粒缩短速度明显低于 ω-3 脂肪酸含量低的受试者

补充维生素 D 延缓衰老

　　您的当务之急是将自己血液中的维生素D恢复到正常水平。人体内普遍缺乏维生素D。您可以去医院检测一下血液中的维生素D水平，然后朝着60～80纳克/毫升的目标努力。维生素D在人类基因上有3 000多个受体，也就是说，这种营养物质能与基因有效结合。此外，维生素D还具有良好的抗炎效果，这也解释了为什么血液中维生素D水平高的人拥有更长的端粒。

开——吃出年轻的饮食方案

　　在当今各种饮食潮流下，很多人都免不了有这样的迷茫时刻："到底什么样的饮食方式才是正确的？生酮饮食还是低碳饮食法？饮食潮流一年一个样，到底有没有一种经过证实的绝对健康的饮食方式？关键还要美味！"对最后一个问题，我的答案是肯定的，但是与市面上的饮食潮流毫不沾边。没有任何科学研究表明，目前常见的饮食法中，哪一种能预防疾病、延缓端粒衰老，尤其是生酮饮食，过多含饱和脂肪酸的肉类简直与健康完全不沾边。有些激进的低碳饮食法甚至排除了一切豆类、全麦等全谷物食品。但这类食品恰恰富含维生素，极其健康。事实上，通过多年的研究，专家学者们已经找出了预防疾病和延长寿命最为关键的 9 个因素及相对应的饮食法。最新研究还发现，有一种饮食法甚至能使端粒保持年轻，那就是传统的地中海饮食法，也就是意大利人的饮食和生活方式。意大利有很多"长寿村"，其中最为知名的当属凯姆波蒂蔓勒。这个小村庄的居民通常可以健健康康活到90岁，且不受心血管问题困扰，不被任何疾病束缚，也不会将他们宝贵的生命浪费在医院中。

包装后的地中海饮食

"地中海饮食法真的可信吗？如果可信的话，具体该如何执行？"就我个人而言，我从来不会一厢情愿地相信什么东西。能说服我的，只有白纸黑字——科学严谨的研究。关于传统的地中海饮食法，可以讲一段我的亲身经历。20世纪80年代，我在弗洛伦萨读大学。那时意大利居民用餐时，首先要来一道小沙拉开胃，再将意面作为前菜稍作品尝；主菜一般是鱼，配上丰富的蔬菜，很少出现加工肉类；最后用新鲜的水果为这一餐画上圆满的句号——健康又美味。而现在所谓的意式餐厅里食用的是什么？前菜一般是面包配上一些乱七八糟的蘸酱，再来一份肥腻的意面，或者铺满奶酪的比萨。主菜多为红肉或者加工肉类，盘子边缘零星散布着少许蔬菜，经典甜品是提拉米苏。这是现代的经过包装后的意式餐食，并非我所指的传统地中海饮食。

传统地中海饮食法——让您年轻 4.6 岁

越严格采纳地中海饮食法，端粒越长。这个结论来自一项综合比对了 4 676 份测试结果的大型研究。最终结论为：健康饮食可轻而易举地使端粒年龄的老化延缓4.6年。这项研究由哈佛大学的教授和数据分析师共同参与，至今已34年，对123 000名受试者的饮食习惯进行了分析比对，最终得出了上述结论。

看到"严格采纳"这几个字，有的读者可能又疑惑了："严格是指多严格？具体在哪些方面严格？"下面将为大家介绍"地中海饮食指数"的概念，这个指数一共包括9个得分点。也就是说，如果您得到这全部的9个得分点，就说明您的饮食很健康。得分点如下：

每日多次食用水果（含水果沙拉）：+1；

每日多次食用新鲜蔬菜（含蔬菜沙拉）：+1；

一日3餐都含蔬菜：+1×3；

一周食用3种豆类（小扁豆、菜豆、豌豆各一次）：+1×3；

每天食用一把坚果：+1；

少食用精制碳水（烘焙品、糖）：+1；

少食用加工肉类（如香肠等）：+1；

每周食用2次鱼：+1×2；

多摄入单不饱和脂肪酸（橄榄油、牛油果、坚果）并减少饱和性动物脂肪（全脂乳制品、加工肉类）的摄入：+1。

研究人员对参与实验的4 676名女性受试者进行了详细的饮食记录，并根据上述得分点计算她们的得分。结果发现，如果一位受试者的最终得分比其他受试者高出3分，其体内的端粒老化程度就相应地比其他受试者延缓4.6年。总分得满分的受试者即便已经90岁高龄，他们的关节状况也比70岁的受试者好。

地中海饮食法的神奇之处在于，这种饮食法包含的所有食物都会对"生化工厂"起到积极的作用。蔬菜和水果富含维生素、矿物质和抗氧化物质；减少肉类即饱和脂肪酸的摄入，多食用富含ω-3脂肪酸的鱼类和单饱和脂肪酸的橄榄油能减少体内炎症。简单概括就是自由基减少、炎症减少、端粒更健康。最重要的是，比起用奶酪、香肠、面包胡乱填饱您的胃，或是用快餐打发自己，地中海饮食能带给您更丰富和舒畅的味觉体验。请您试着用这种传统意式"燃料"来驱动自己的"生化工厂"，保持年轻。

给医药行业的坏消息——一项关于生活方式调整的研究

能够延长端粒的并非药物，而是生活方式医学。目前没有任何一种医药产品能延缓人的老化或增加端粒的长度。但摄入充足的维生素却能显著改善甚至完全治愈某些慢性疾病。针对营养物质对基因影响的研究才刚刚兴起，很多患者却不想等待，提前将自己的健康交给了医生或药剂师，觉得他们能"摆平一切"。其实这是一个完全错误的想法。现代人缺的不是各种药物，而是充足的维生素和运动！许多研究表明，这两方面能直接影响基因的老化进程。

2009年，伊丽莎白·布莱克本因发现端粒酶的抗衰老作用而获得诺贝尔奖。也就是说，端粒酶能够延长端粒已经是确凿无疑的事实，现在只需要证明端粒酶能够被生活方式直接影响。如果在3个月内彻底改变生活方式，会对端粒酶产生什么样的影响？为了找出问题的答案，30名前列腺癌早期患者在3个月内颠覆了自己的生活方式。

饮食：受试者完全采用低脂纯素的饮食方式，避免摄入精制碳水，同时大量补充蔬菜和水果。

营养：受试者多通过鱼油补充 ω-3 脂肪酸，并增加抗氧化维生素（如维生素 C、维生素 E 和硒）的摄入。

运动：受试者每天坚持快走 30 分钟。

减压：受试者每天进行 60 分钟的瑜伽训练，包括各种拉伸与呼吸练习，以及其他放松技巧。

结论：在短短 3 个月内，受试者的端粒长度增加了 30%！此外，他们体内超过 500 个基因的活性也得到了改善，其中包括典型的抗癌基因。65 年后，坚持这种健康生活方式的受试者体内的端粒长度增加了 10%，而对照组的受试者的端粒则随时间的增加而缩短。

您的生理年龄多大？——端粒测量

"有必要测量自己的端粒长度吗？如果测出来发现自己的端粒比预期的短怎么办？"

如果测出来端粒比预期的短，说明您有改善的可能。端粒测量结果能反映您的生活方式、身体经营状况以及体内细胞的再生能力。在进行了上千场营养咨询后，我进行了总结归纳：前来咨询的患者主要分为两种类型，一种希望自己拥有更充沛的精力和更好的生活感受，所以会积极改善自己的健康状况，一步步做出改变。另一种患者，只要还没到一定的年纪，或者身体还没有提出"抗议"，就不会想到改变。只有当衰老的迹象出现，如面庞开始松弛、疲惫侵袭全身、工作压力和肥胖造成了关节疼痛，开始无尽地跑医院时，他们才不得不改变自己的饮食习惯。虽说何时开始改变都不算晚，但遗憾的是，亡羊补牢的代价确实更大。

"测量端粒长度与常见的测血压、血脂有什么区别？这些指标反映的是同一种问题吗？"

并不完全相同。医生的经典"套路"是：读取各自独立的测量值→开具降压或降脂药物→症状消失→"太棒了，问题解决了"→患者从此对医生产生依赖。不过没关系，症状已经消失了，谁还会去管问题的成因呢？出现健康问题时，只有小部分人会调整自己的生活方式，而80%的人不会调整。

端粒测量能够检验您的生活方式是否健康，是否符合原定计划。您可以根据测量结果自己决定，是否要拨慢生命的时钟；是否要维持或者改善细胞的再生功能；是否要调整自己的新陈代谢，使体内的基因程序运行得更持久。要想从根源上解决健康问题，就要调整饮食，合理运动，通过充足的睡眠促进细胞再生，同时保持内心稳定平和。建议大家在第一次测量5年后再进行一次补充测量，从而确认身体状况有无变化。

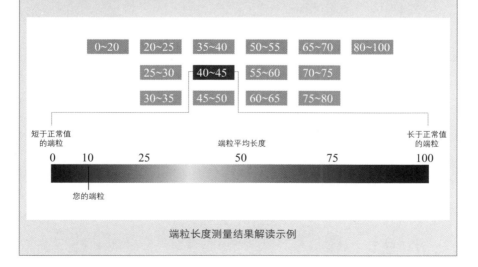

端粒长度测量结果解读示例

> 年龄段：40～45岁。您的端粒仅长于12%的同龄人，88%的测试者的端粒比您更长。就端粒长度而言，您在同龄人中处于较低水平。

结论——饮食与端粒

回到本章开头的一个问题：为什么有些人60岁，看起来却像40岁；而有些人40岁，身体状态却像60岁了？现在可以回答了。能否延缓老化、重返年轻，决定权完全在您手中。年轻的基因和端粒能显著拉长人生时间轴上的健康区间。因此，保持健康生活刻不容缓。养成良好的生活习惯后，不管是40岁、50岁、60岁还是70岁，在外表和自身感觉方面，您都会比实际年龄年轻10岁。

具体做法其实很简单：在餐食中增加一些意大利风情——含有丰富蔬果和优质脂肪的地中海饮食。适量食用一些坚果，保证每天一把左右，饭后一杯咖啡。什么食物都没少，却获得了双倍的营养。经过长距离运输的蔬菜和水果通常会流失部分维生素，所以推荐各位及时补充含维生素D、维生素C、维生素E、维生素A等的复合维生素和锌、硒等矿物质，并增加摄入具有抗氧化功效的植物性营养素。此外，建议您定期检测体内的维生素D水平。

体内炎症也会对端粒造成损伤。组织激素具有抗炎效果，而这些激素主要由ω-3脂肪酸构成，所以从藻油或鱼油中摄取800～1 500毫克的ω-3脂肪酸就能有效预防炎症。只要适量补充2～3种复合营养素，您的新陈代谢功能就能得到极大优化。

除了享用美食外，您还可以从其他方面提升自身健康，请试着做一些放松训练。因为减压都能对端粒产生积极作用。别老瘫在沙发上、电视前了，走出门，动起来！

　　在多运动的同时，我们还应学会保持内心平和，不因小事发怒，为自己减压。人应当不断成长，不断成熟，而不是原地踏步。自我修炼会给生活带来更多的满足感和幸福感。不必强求自己时刻保持清醒，有时增加睡眠也不是什么坏事，因为端粒在睡眠时能更好地进行自我修复。

　　这些健康的生活方式并非刚刚兴起，只不过现在的端粒测量技术能让我们更精确地了解它们对端粒长度的影响。请珍爱自己体内的基因，尽量使其保持年轻，因为健康的基因在复制时不容易出错——这对您的身体来说无疑是非常重要的。生命宝贵而短暂，所以更应活出价值，不是吗？

看不见的地雷
——大脑的衰老

人类所有的感觉和思维，本质上都属于生物现象。

我们的日常饮食不仅能影响大脑的工作效率，还能决定我们的情绪波动程度。营养物质能否加速大脑运转、改善大脑健康、预防大脑损伤？哪些"超级食物"对大脑有益，哪些专治消极情绪？哪种饮食方式能保持脑部活力，防止各年龄段可能出现的脑机能衰退？

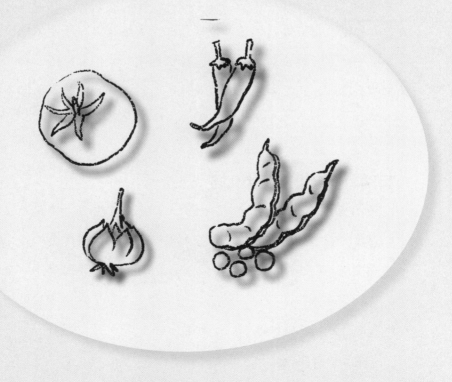

营养物质对大脑机能的作用

人类大脑的性能足以使任何一台超级计算机黯然失色，因为我们的大脑不仅能实现信息存储，还能将很多孤立的信息点联系起来，进行读取、分析，并在此基础上完成新的创造。大脑的体积有限，但其内部却有100 000多个总长300 000千米的神经元彼此连接，共同构成一个精细的神经网络。不管是学习一个新动作，还是熟悉一个新地方、记住一个陌生人的面孔、学习一门新语言——只要您重复做一件事情，这些新信息就会建立一个新的联结。而一个神经元能与约20 000个突触进行沟通，形成存储记忆和经验的突触网络。我们的大脑不断产生新的联结，只有依靠如此完备的神经网络，才能对复杂状况进行分析判断，才能认识、感知、理解、学习、记忆、分析、决定、控制、交流以及创造。也就是说，大脑其实在不断地建设、改建、推倒重来。饮食对大脑功能有什么影响？我们食用的食物，又在大脑的"建筑工程"中发挥着哪些作用？首先让我们来看看接下来的三个问题。

1. 大脑"硬盘"可以优化吗

人类大脑组成的60%都是脂肪。这些通透性高、存储力强的脂肪如同具有存储功能的硬盘，在它们的帮助下，大脑才能快速、高效地传递信息。而这些脂肪中的一半是ω-3脂肪酸。不管处于哪个年龄段，我们都必须不断补充ω-3脂肪酸，否则就会出现大脑机能衰退。在本章中，我们将继续探究以下重要内容。

• 优质脂肪能否提升大脑运行效率？

- 补充优质脂肪能否预防随年龄增长而出现的大脑功能衰退？

- 哪种脂肪会损伤大脑，使其变得迟钝？

2. 是否可以通过饮食改善大脑机能

大脑机能会随年龄的增长而衰退。事实上，35岁左右，大脑及其血管就开始出现损伤了。这些损伤慢慢累积，使大脑细胞衰退，带来严重的隐患。最严重的后果是导致老年痴呆，而且根据损伤程度的不同，老年痴呆有可能出现于各个年龄段，不一定只发病于"老年"。在本章中，我们将继续探究以下重要内容。

- 老年依然精神状态良好的人有什么秘诀？

- 如何避免脑损伤？

- 哪种饮食方法被证明对大脑有益？

3. 营养物质能否对大脑运作的生物机制产生影响

我们的大脑是一个巨大的生物工厂，因为思维和感觉这些生物现象都源自大脑。思维的传递以神经元为单位，在神经元突触之间进行化学信息传递的媒介物质就是神经递质。没有神经递质，大脑就无法完成思考和学习这类工作。神经递质的形成需要原料，也就是各类维生素和小分子蛋白（氨基酸）。ω-3脂肪酸也非常重要，它们的存在能提高神经递质受体的灵敏度。举个例子，5-羟色胺在人体内起着良好的调节作用。这种神经递质能使人产生满足情绪，更好地抵御压力，还能提升记忆力并使我们拥有良好的睡眠。5-羟色胺的主要成分是色氨酸，这是一种必需氨基酸。如果您体内的这种氨基酸含量过少，或者缺乏B族维生素，就可能出现坏情绪。在本章中，我们将继续探究以下重要内容。

● 饮食、B族维生素、ω-3脂肪酸和蛋白质如何影响大脑运行，从而影响我们的情绪、抗压能力、学习能力和学习效率？

● 哪种饮食方式能对以上方面进行优化？

开——补充优质脂肪提升硬件质量

2000年左右，我的作品《健康脂肪》刚刚出版，那时人们还深陷于"脂肪乃万恶之源"的观念中，在这种背景下，我的书一出版便立即登上了各大杂志的畅销书排行榜。脂肪能够促使精神、大脑和心血管疾病发生积极转变——这个理念是如此新颖，几乎颠覆了大部分人对脂肪的认知。不同的脂肪会加速或减慢大脑的运转。不仅如此，由于组织激素也由特定的脂肪组成，所以脂肪的种类还会影响大脑和血管炎症发生的概率。对于血管、神经系统和许多其他组织来说，炎症无异于毒药，其引发的损伤是巨大的。最新研究表明，优质脂肪能使人身体健康、头脑清明、身材苗条。

脂肪的奥秘无穷无尽，每年都会涌现出很多新的研究和发现：脂肪与抑郁症、多动症间的关系，脂肪对风湿病、自主免疫疾病、心血管疾病的影响，有益脂肪和有害脂肪在健康方面的作用与后果……随着科学研究的快速发展，我也会定期对《健康脂肪》进行全面的修订。结合现代研究的各种趋势，我可以肯定地说：长寿的关键就在于摄入优质脂肪。

加快"硬盘"加载速度，延长"硬盘"使用寿命

胎儿的发育过程非常神奇：未出生的婴儿体内每分钟能产生250 000个新的神经元。按照这种增长速度，刚出生的婴儿脑中已经有了数十亿个神经元。通过母乳哺育，儿童的智商测验成绩可提升4分左右（根据17项研究的荟萃分析）。为什么？因为与牛奶不同，母乳中含有ω-3脂肪酸，能促进脑部发育。

"孕期和哺乳期补充DHA（ω-3脂肪酸的一种）到底有什么用？"用处可多了。DHA能促进儿童大脑发育：孕期补充DHA，孩子出生14个月后就能表现出比同龄幼儿更强的语言能力，能掌握更多的单词和句子。此外，这些孩子也能更好地配合别人的行为，更快地感知周遭的环境（38项研究的荟萃分析）。与显著的促进效果形成对比的是令人遗憾的现实：只有1/5的女性孕期的ω-3脂肪酸（特别是DHA）摄入量算得上充足。鲜有人补充ω-3脂肪酸。儿童大脑发育的良机就这样被白白错过了，令人惋惜。

4岁儿童的大脑重量已经达到800～1 000克，而大脑的发育一般会在青少年时期达到巅峰。根据这条时间线，我们可以推断出，胎儿和哺乳期幼儿大脑发育所需的DHA最多。从30岁开始，大脑的重量会逐渐下降。幸运的是，虽然重量不断减少，但脑内的神经网络会持续更新重构，依然保持着塑造与发展的灵活性，专业术语称之为"神经可塑性"。人类行为会影响大脑的功能，比如持续浏览碎片化信息就会对特定的大脑区域产生影响，从而导致我们的语言能力和逻辑思维退化。大脑是可塑的，您从外界获取的信息决定了大脑内部神经网络的连接方式。一般来说，当人类年龄达到80岁时，大脑已经比巅峰时

期缩小了26%，重新回到了两三岁婴幼儿的状态。但即便是在这种情形下，补充ω-3脂肪酸也能减缓大脑机能衰退的速度，维持神经网络原料的持续供应。

您的个人信息传递速度

作为大脑神经网络的重要组成部分，ω-3脂肪酸能够储存信息，同时也是传递脉搏等各种信号的最佳工具。所以ω-3脂肪酸对于心脏、神经和大脑来说都是不可或缺的。

P300是大脑中一种特殊的诱发认识的电位[①]，它与快速学习和长期记忆能力息息相关。但随着年龄的增长，信息在脑部原本流畅快速的传递会逐渐变得缓慢。为了测试DHA是否会对信息传递速度产生影响，研究人员测试了26名成年受试者在学习时的P300电位状态，再让受试者摄入一定的DHA后进行二次测试。结果在第二次测试中，P300的诱发速度明显加快。而饱和脂肪酸则会对信息诱发和传递速度造成负面影响。在另一个实验中，研究人员测试了150名儿童的反应速度以及他们解决复杂问题的能力。结果发现，受试儿童日常饮食中摄入的饱和脂肪酸越多，解决问题的速度就越慢。动物实验中也早已出现类似现象：摄入ω-3脂肪酸的小鼠比摄入普通脂肪的小鼠能更快地走出迷宫。稍后再次被放入迷宫时，它们甚至还能保持之前的路径记忆，顺利逃脱。

您可以将大脑想象成一条数据线。数据传递速度越快，网络越

① 编者注：事件相关电位（ERP）是大脑对某种事件进行信息加工时诱发产生的一系列电活动，其中P300是一种内源性的事件相关电位，与大脑注意力有关，是对发生概率相对较小的外界事件或刺激的反应。

流畅，图片加载就越快，思维也更加灵活迅捷。但如果数据传递非常慢，您的上网体验就不会太好。

开——补充ω-3脂肪酸优化大脑机能

血液中的ω-3脂肪酸水平与大脑的工作效率直接挂钩。一项由280名受试者参与的研究表明，受试者血液中的DHA含量越高，他们的记忆力、语言表达水平以及对事物间关联性的总结能力就越好。

"补充DHA真的能改善大脑机能吗？"是的，真的可以改善。大多数人对于大脑的认识都停留在"大脑可以主宰我们"这一层面，但事实并非如此。我们掌控着主动权，可以给大脑"塑形"，使它运行得更快、更高效！更换食用油是一种有效的方式，更有益于大脑健康，使您在学习、工作、运动等各种生活场景中更加游刃有余。在一项以中青年受试者为主体的研究中，研究人员让176名受试者（18～45岁）6个月内持续摄入ω-3脂肪酸。实验结果正如我之前所说，这些中青年受试者的反应速度和工作记忆都得到了优化。看过了这么多研究和试验，接下来请您思考这个问题：您的大脑操作系统现在处于第几个版本？需要升级吗？

我们应该知道，多动症儿童注意力难以集中的症状可以通过补充ω-3脂肪酸得到改善（10项研究的荟萃分析结论）。但这样的研究结果无疑是医药行业不愿听到的，因为用于治疗多动症的药物能给德国制药企业带来高达10亿欧元的利润，是一棵巨大的摇钱树。我们还需要知道，经常食用鱼类的老年人患老年痴呆的概率比同龄人要低得多（9项研究的荟萃分析）。在新的研究中，DHA对中青年人群大脑的显著积极作用也得到了有力证实。因此，不管是最新科研成果，还是早已被证明的结论，都表明了一点：优质脂肪是大脑不可或缺的营养物质之一。

因此，我建议为保持大脑健康选择优质脂肪。柏林夏绿蒂医院曾组织过一项由身心健康的受试者参与的的研究。在研究中，67名年纪较大的受试者被分为两组，一组服用ω-3脂肪酸胶囊，另一组则服用葵花籽油胶囊。7个月后，服用ω-3脂肪酸组受试者的执行力提升了26%。具体来说，这组受试者能更有效地确定目标、区分事物优先性、分配注意力和表达诉求。为了明确大脑内部具体发生了哪些变化，研究人员让这部分受试者接受了脑部核磁共振检查。

检查结果表明，在短短7个月内，服用ω-3脂肪酸的受试者大脑中很多区域发生了良性变化。以上两项研究均表明，补充ω-3脂肪酸能够改善大脑机能。此外，多动症儿童缺乏的恰恰就是上述研究中提到的"执行能力"。不管哪个年龄段的人群，不管是婴儿、青少年、中年人还是老年人，只要补充了ω-3脂肪酸，大脑机能就会得到改善。ω-3脂肪酸就像是高效的存储器，有助于快速传递信息，为大脑提供持久的续航保障。

开——补充ω-3脂肪酸延缓大脑衰老

让我们着重谈谈老年人的大脑问题吧！每个人都希望自己晚年时也能保持清醒的神智，享有人生的自主权。但人们又为自己这一愿望的实现做出了哪些努力呢？大多数人只会被动地接受衰老带来的种种后果，却不采取任何行动。大多数时候，年龄的增长与记忆力的下降是画等号的。我们会逐渐记不起别人的名字，忘记习得的词汇；注意力难以集中，反应能力慢慢下降；空间感、方向感开始变差，情绪波动日趋频繁。变老是一个缓慢渐进的过程，年龄增长带来的种种变化虽然可能会让我们不习惯，但一开始并不会引起太大的关注，除非大脑功能退化到不容忽视的地步，但这时往往已经太晚了：迟钝的反应和低下的记忆力开始蚕食我们的形象和自我认知，让我们渐渐失去对生活的控制。

据统计，在65岁以上的人群中，每10人中就有1人出现严重的脑机能衰退；而在80岁以上人群中，这个比例达到了1/3。这种衰退最终会发展为阿尔茨海默病，也就是我们常说的老年痴呆（一种令人心痛的疾病）。因为随着记忆力的丧失，老年痴呆患者会逐渐忘记自己的家人和朋友，忘记自己真切经历的一生。这些老人会失去自理能力，必须完全依赖家人的照顾或住进养老院，从而对患者自身及其家人的生活产生巨大影响。没有人希望自己的晚年生活变成这样。

一项最新的荟萃分析（5项研究，23 688名参与者，为期4～9年）表明，经常食用鱼类可以显著减缓记忆力、注意力、学习能力、信息加工能力等大脑机能的衰退速度，折合成具体年数大约是4年。

"既然大脑机能的衰退无法避免，那我们能否延缓其衰退？"答案是肯定的。不仅如此，很多研究的结果甚至是振奋人心的。还是以脑部核磁共振为例：通过检测，研究人员发现，摄入ω-3脂肪酸能够抑制大脑容量流失，从而延缓脑部衰老过程。在著名的弗雷明汉研究（*Framingham Study*）中，1 500名老年受试者参与了心血管疾病方面的研究。结论表明，血液中DHA含量高的老年人，其大脑容量的流失比血液中DHA含量低的同龄受试者少，同时大脑各项机能的运转也明显更加出色。无论是可视化记忆、抽象思维还是执行能力（形成目标、划分优先度、分配注意力、进行决策），DHA水平更高的受试者总能体现出更强的大脑机能。您是否也希望老年时依然拥有这些重要的能力？

　　上面提到的研究大多只是根据老年人的某些特点得出的相关结论。但衰老是一个过程，是否针对这个过程本身进行过相关的研究？换句话说，在我们逐渐老去的岁月中，大脑到底发生了哪些变化？为了找到答案，研究人员对1 100名女性进行了观察研究。同样借助脑部CT，研究人员比对了受试者8年前和当前的大脑状况，发现在这段较长的时间内，大脑的容量确实减少了。血液中DHA值较高的受试者，其大脑特定区域的衰退速度比其他受试者更慢一些。在这些具体的数据面前，它的重要作用已经毋庸置疑了。

开——减少大脑中的"白洞"

　　人步入老年时大脑会发生怎样的变化？说到黑洞，大家都知道，它们是宇宙中具有强大引力的天体，几乎能吞噬任何物质。在我们的大脑中也存在与之相似的"白洞"，它们吞噬的则是我们的记忆。如果通过脑部核磁共振观察老年人的大脑，就会发现一些小小的白色"孔洞"。这种"白洞"是脑细胞的死亡造成的。在一项相关研究中，2 313名65岁以上的受试者每隔5年接受一次脑部扫描。结果发现，在这些老年人中，体内ω-3脂肪酸水平更高的受试者大脑中的"白洞"更少。惊讶吗？其实这并不奇怪。血液中DHA水平过低会导致阿尔茨海默病、老年抑郁症和恐惧症，这是学界早已得出的结论。此外，一般抑郁症患者的病情也与血液中 $\omega-3$ 脂肪酸的水平有关。您可以去检测自己血液中的 $\omega-3$ 脂肪酸水平，并根据检测结果补充营养物质或调整饮食。

什么饮食方式有助于您拥有智慧、高效的大脑？高饱和脂肪酸、高糖的现代饮食方式？还是从鱼类中摄入更多的优质脂肪？想必您心中已经有了答案。不健康的糖和油正是损伤大脑的两大杀手。

"服用 $\omega-3$ 脂肪酸胶囊可行吗？"可行。6项研究表明，通过服用鱼油胶囊补充 $\omega-3$ 脂肪酸也能对大脑机能起到明显的改善作用。最重要的一点是受试者血液中的 $\omega-3$ 脂肪酸水平，这也是成功研究与失败研究的最大区别。只有血液中的 $\omega-3$ 脂肪酸水平上升了，营养补充的目的才算真正达到了。否则可能出现模糊不清的研究结果："受试者没有或是以错误的方式摄入了 $\omega-3$ 脂肪酸，血液中的 $\omega-3$ 脂肪酸水平无法测出；或者从数据上看，补充 $\omega-3$ 脂肪酸没有产生任何效果。"有时我的患者也会出现这种情况，如忘记定时服用营养补充剂，当然无法取得理想的营养补充效果。

"如果已患阿尔茨海默病，还有什么治疗或应对手段吗？"几乎没有。只有预防才是最有效的，等到患病后再想治疗就太迟了。关于 $\omega-3$ 脂肪酸的摄入量、血液中的理想水平及正确摄入方式等问题详见后文。

超级食物：鱼类

世界卫生组织指出，人类普遍缺乏ω-3脂肪酸。想要摄入足够有益于心脑血管的ω-3脂肪酸，一周至少食用两次鱼，而很多人做不到这一点。

"哪些食物富含ω-3脂肪酸？"鲱鱼、鲑鱼、鲭鱼、沙丁鱼和金枪鱼等深海鱼的油脂中含有丰富的ω-3脂肪酸，而淡水鱼中较少含有这类健康脂肪，甲壳类水产品则完全不含ω-3脂肪酸。

虽然食用鱼肉好处多，但有些人不喜欢吃鱼，或者正在尝试素食饮食，他们的ω-3脂肪酸缺乏问题应如何解决？比如很多孩子讨厌鱼腥味，几乎从不吃鱼；而且还生活在一个将比萨、薯条、土耳其烤肉视为潮流的饮食文化氛围中，这进一步减少了他们食用天然食物的机会。说到文化，其实中小学和大学课程中完全可以加强这方面的宣传，引导学生选择健康的食物。从数据来看，16%的德国人不喜欢吃鱼。在青少年中，不吃鱼的人数比例达到了35%。其余的人虽然不拒绝鱼类，但食用频次过少[①]。此外，素食人群也常常无法摄入足够的ω-3脂肪酸，这部分人血液中的ω-3脂肪酸水平常常偏低。

关——饱和脂肪酸会损伤大脑

或许您思路清奇，想减缓大脑的运转速度，提前感受老年痴呆的滋味？只要摄入足够的饱和脂肪酸和反式脂肪酸，这个目标就能轻松

---

① 编者注：根据 2015 年第 10 轮 "中国健康与营养调查（*CHNS*）" 结果显示，我国参与调查的 15 个省市的 18 ～ 59 岁成年居民，平均每天水产品类食物摄入量仅为 28 克。73.7% 的中国居民都达不到水产品合理摄入量的最低限！

实现。大多数德国人已经朝着这个方向发展了，只不过他们自己还没有意识到。您摄入的脂肪与大脑功能密切相关，所以大脑的运转速度是快是慢、存储能力是好是坏，完全取决于您的选择。饱和脂肪酸和反式脂肪酸不仅会明显降低血液的流动速度，还会影响我们的记忆力和学习能力。此外，饱和脂肪酸还是炎症产生的重大诱因，而炎症会威胁脑细胞健康。

饱和脂肪酸几乎无处不在，但它们具体来自哪里？德国人的脂肪摄入平均约有20%来自香肠制品，20%来自黄油，18%来自乳制品，5%来自肉类，其余部分来自巧克力、饼干、抹酱等加工食品中的棕榈油，最近还多了一种看似健康实则有害的椰子油。此外，还有一种对大脑更无益、完全不具通透性的脂肪——人工反式脂肪酸。反式脂肪酸多见于油炸食品等高度加工食品中。很多国家早已禁止在食品加工过程中使用这种油脂，但德国没有[①]。研究人员对6 185名受试者进行了大脑功能测试发现：从大脑运转效率来看，饱和脂肪酸摄入最少的受试者，其大脑状态比其他无节制摄入饱和脂肪酸的受试者年轻了6岁。

关——堪比浆糊的饱和脂肪酸和胆固醇

为什么是浆糊？请您想象一下，自己的大脑被切断了所有氧气和营养供应，同时有害物质被运出大脑的速度大大降低。饱和脂肪酸就像浆糊一样堵塞了大脑中细小的血管，引发了上述令人窒息的场景。每天流经大脑的血液多达2 000升，氧气也有360～500升，在如此巨

[①] 编者注：中国也没有对反式脂肪酸做出禁令。

大的传输量下，脑血管的损伤就意味着脑细胞的死亡，脑细胞的死亡最终会导致老年痴呆，常见形式为阿尔茨海默病。大量摄入饱和脂肪酸而血管受损严重的人群，患老年痴呆的概率比一般人高40%，患阿尔茨海默病的概率比一般人高出87%（9项研究，23 402名受试者）。在美国，人们将这种现象称为"肥肠大脑"，仔细想想大脑的形状，可以发现这个词确实诙谐又形象。但人们能认识到油脂与大脑的关系，这确实是个好消息。因为长久以来，学界针对阿尔茨海默病的成因进行了各种研究，但一直未得出明确的结论。现在我们知道，优质脂肪和植物性食物能降低可能诱发阿尔茨海默病的基因活性。数百万年以来，随着人类的进化，营养物质一直对人体内的基因发挥着调整作用。在了解了血管损伤与阿尔茨海默病的关系后，我们可以采取相应的措施，通过饮食和运动保持血管健康。饱和脂肪酸不仅可能损伤血管（大脑细胞的生命通道），还可能提高胆固醇水平。这种浆糊般厚重的物质同样会影响大脑运行，诱发阿尔茨海默病。

"阿尔茨海默病通常发病于哪个年龄段？"答案是很早。人们通过数千起医学解剖发现，半数以上超过50岁的人的大脑中已经出现了与阿尔茨海默病有关的典型变化。就算是30多岁的人脑中，也有1/10出现了阿尔茨海默病的前兆。[1]

从下面的这张图中，您可以看到饱和脂肪酸对血管和大脑的影响。从30岁开始，人体最重要的运输系统——血管就开始出现并逐渐累积损伤，而血管损伤会直接影响大脑的氧气供应。现在请回答这个问题：您希望给自己的大脑配置什么样的输送管道？是快速通畅的，

---

[1] 编者注：中国有将近1 500万名阿尔茨海默病患者，阿尔茨海默病发病正逐渐年轻化，临床最年轻患者甚至不足40岁。

还是迟滞闭塞的？这完全取决于您自己。只要记住一点，改变越早越好。

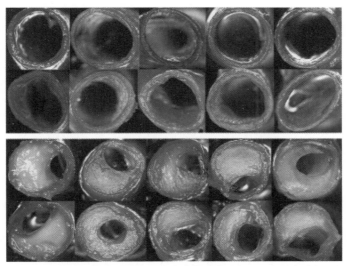

对比：上方图片为健康的脑部血管（脑底动脉环），下方图片则为阿尔茨海默病患者的脑部血管。饱和脂肪酸是引发大脑损伤的主要原因。

　　基于以上研究，我建议拒绝劣质脂肪，改用健康的日常用油以维持大脑健康。人的食物摄入总量是固定的，这意味着我们多摄入了某样东西，必定会减少其他东西的摄入。那么请您凡事往"多"了想：多食用鱼类（意味着减少加工肉类的摄入），多使用以牛油果和鹰嘴豆为原料的面包抹酱，多食用橄榄，多喝夸克酸奶，多用酸奶和天然果酱来替代黄油，多选择富含蛋白质的脱脂酸奶（而非充斥着糖、香精和色素的全脂乳制品）搭配新鲜水果。多用香料调配酱汁，配以清汤汤底或柠檬汁，减少肥腻的奶油酱汁在餐桌上的出现频次，其实这种酱汁在高端餐馆中早就不流行了。多用西葫芦、番茄和茴香之类的新鲜蔬菜煮汤（不要放奶油），多用橄榄油或菜籽油进行烹调。这样在多摄入优质食物的同时，也自动减少了劣质热量的摄入。根据上面的例子，您还可以发掘出更多新鲜美味的食物和更多健康有趣的做法，而且餐后您的体感可能更加轻盈，能量更加充沛，因为更多的能量被用于工作，而不是用于消化油腻的菜品。能量用对了地方，大脑的工作效率会更高，我们的寿命也会更长。小小的饮食改变，更多的生命享受，这笔交易绝对超值。

开——食用有机食物增强大脑动力

我们的大脑中（在理想情况下）充满了通透性强、具有强大存储能力的ω-3脂肪酸。ω-3脂肪酸本身属于健康脂肪，但问题是它们非常容易受到自由基影响，从而被氧化。您一定知道，鱼类的腐败速度很快，其实这种腐败就是被氧化的过程。大脑对细胞的氧化非常敏感，而且它特别容易受到大量自由基的"围攻"，因为这台"超级计算机"需要消耗的氧和能量占了人体总消耗量的20%，而只要耗氧，只要供能，就会产生自由基。那我们的身体应如何保护大脑中敏感的脂肪细胞不受自由基的侵害？很简单，依靠强有力的抗氧化物质。大脑是身体中抗氧化物质存储最多的部位之一。相关研究也表明，大量摄入含抗氧化物质食物的受试者，其老年时大脑机能的衰退速度更缓慢，大脑运行更高效。

"虽然知道抗氧化物质非常重要，但如何检测大脑中抗氧化物质的含量？"通过眼睛。确切地说，通过观察眼底黄斑。黄斑区是眼后部视网膜上的一个重要区域，黄斑则是视力最敏锐的地方，也是眼部的常规检查部位。黄斑上的信息能够直接反映大脑的信息，也就是说，黄斑上的抗氧化物质水平与大脑中的抗氧化物质水平是相同的。

眼部检测出的保护性抗氧化物质水平越低，说明大脑机能衰退得越严重，患阿尔茨海默病等疾病的风险越高，我们的许多能力（如语言能力、记忆力、反应能力和空间思维能力）也会越差。

叶黄素和玉米黄质是特别容易在重要神经和脑组织中聚集的两种抗氧化物质，并且大多数绿叶蔬菜中都含有这两种物质。此外，莓果等深色水果中含有的丰富花青素也具有良好的抗氧化功效。只要食用这些食物，大脑就会主动吸收其中的抗氧化物质，保护脑内细胞。

开——食用超级沙拉保护、激活大脑

一个惊人的事实是，叶黄素和玉米黄质占据了大脑中所有抗氧化物质总量的2/3。大量的消耗必然需要持续不断的补充和储备。很多眼科医生会推荐患者补充叶黄素或玉米黄质，从而降低他们出现眼底黄斑病变的概率。如果把眼睛比作一部智能手机，黄斑就相当于手机的高清摄像头。黄斑出了问题，就像手机摔坏了摄像头，只能拍出模糊的图像，或者是彻底报废，使我们根本无法视物。但很多人不知道，好视力其实是可以"吃"出来的。

叶黄素一般被储存于大脑的海马体中，这是一个特别敏感而重要的部位，负责集中调控记忆、学习能力和情绪。此部位出现损伤常常是精神、智力衰退的主要原因。比起直接分析这些抗氧化物质的成分，这项研究能更好地说明问题：研究人员对960名老年受试者进行了超过5年的长期观察和实验。在5年多的时间里，他们不断提高受试者日常饮食中绿叶蔬菜的比例，而对照组受试者的饮食则不变。研究人员希望通过观察和比较两组受试者大脑机能的衰退速度，得出蔬食对大脑机能的影响。在经过大量的大脑机能测试后，他们发现，比起那些不常食用绿叶蔬菜的受试者，大量摄入绿色蔬菜的受试者的大脑衰退速度明显要慢得多。所以多食用绿色蔬菜才是"补脑"的正确方法。

"之前的研究大都是以老年人为主体，那年轻人的大脑衰退速度如何呢？"比较一下自己与儿童的学习能力就能发现：我们能够更好地从事物的全局出发，对情境的评估更为准确，但除了这些能力以外的其他脑部机能会在30岁以后逐渐衰退。植物性饮食能起到显著减缓大脑机能衰退的作用：无论是反应速度、词汇选择、数字和图像记忆、学习能力、逻辑思维还是灵活变通能力，都能在植物性营养素的支持下得到较好的保持。在一项由2 613名中年受试者参与的研究中，研究人员在实验开始时对上述各项能力进行了测试，并在5年后进行了同样的测试。结果发现，保护性抗氧化物质（特别是叶黄素和维生素E）摄入量最高的受试者，其反应速度、信息加工能力等大脑机能衰退的速度比其他受试者慢一半。

为了下一代的大脑：多食用蔬菜

不起眼的沙拉菜叶中所含叶黄素的作用其实很大。它不仅能降低大脑机能衰退的速度，而且能加快神经信号在大脑中的传递速度。大脑中的叶黄素水平越高，血液的传导速度越快，神经元越能更好地形成神经回路。通过脑部CT，我们可以清楚地观察到这种神经回路的形成。在眼部黄斑处叶黄素水平较高的儿童，他们在学校的表现通常更好，成绩更为优异。为了研究叶黄素摄入量与大脑功能之间的关系，研究人员分别对两组不同年龄段的受试者进行了实验研究。一组受试者年龄较小，一组受试者年龄稍大。在为期一年的观察中，年龄较小组受试者的空间思维、逻辑总结能力和注意力都有所提高，在同样的时间段内，年龄稍大组受试者各方面的大脑机能也得到了改善。

是否食用蔬菜?是否想保护大脑?想将大脑这台精密计算机的数据传输速度维持在何等水平——决定权完全在您自己手中。

简单计算：1+1+……

+1： 在世界上以素食为饮食传统的地区，阿尔茨海默病的发病率是其他地区的1/5。

+1： 作用于神经的抗氧化物质有助于保护精密而敏感的大脑。

+1： 聚集在大脑重要部位的营养物质，有2/3都是叶黄素或玉米黄质。

+1： 研究表明，大量食用绿色蔬菜能显著改善大脑机能，减缓大脑机能衰退。

因此我建议，喝点深绿色的蔬菜汁，羽衣甘蓝、菠菜、香菜、蒲公英（野菜沙拉常用的）、芝麻菜、紫叶或红叶生菜中含有丰富的叶黄素，球生菜等浅色叶菜中的叶黄素含量远不如前者。在挑选蔬菜时，您可以在心中默念"深""绿"二字，从而提醒自己选择对大脑有益的蔬菜。您也可以饮用一些混合果蔬汁作为补充。只要选对了原料，小小一杯果蔬汁也可以提供丰富的叶黄素，成为大脑的活力源泉。

西葫芦、西蓝花、孢子甘蓝和豌豆中也有叶黄素，但含量只有大部分绿叶蔬菜含量的1/3。广告中，很多蛋业公司总喜欢在自己的产品宣传中加一句"富含叶黄素或玉米黄质，具有丰富的营养价值"。一定要这么说的话，也不能算错，但您必须一次食用50个鸡蛋，才能摄入一小把菠菜中含有的等量叶黄素。这只是营销的技巧。

开——食用蓝莓保护和激活大脑

莓果是一种非常有研究价值的超级食物。因为莓果中含有大量有益于眼睛和大脑的花青素。在一项由哈佛大学组织的知名研究中，研究人员对16 000名女护士的大脑机能进行了定期测试。研究持续了20多年，测试涵盖了所有生活领域。与之前的蔬食研究一样，经常食用莓果的受试者在这项研究中表现出了更好的大脑机能和较慢的大脑衰退速度。与不经常食用甚至是不食用莓果的受试者相比，常食用莓果的受试者的大脑年龄要年轻大约2.5岁。莓果中的营养物质能消除大脑中的斑块沉积，从而保护神经细胞，预防阿尔茨海默病。

动物实验早已表明，富含花青素的饮食不仅能延缓大脑衰老，甚至还能提升大脑工作效率，改善大脑机能。研究人员还通过动物研究了解了花青素对动物大脑的作用机制，问题是花青素在人脑中是否也能发挥同样的作用？为此人们对儿童进行了测试，结果发现，食用蓝莓的孩子在各方面的测试表现确实有所提升。其他以中青年为主的研究也证实了花青素对记忆力的改善效果。另外，通过脑部CT可以看出，作为一种抗氧化物质，花青素能够激活特定的脑部区域。当然，紫葡萄中富含的原花青素也是非常有效、有益于大脑的抗氧化物质。

另外，我还推荐以下富含花青素的超级食物（括号中是每100克莓果中的花青素含量）：蓝莓（558毫克）、野樱莓（1 480毫克）、巴西莓（410毫克）、接骨木莓（385毫克）、树莓（365毫克）、黑莓（317毫克）、黑醋栗（270毫克）、樱桃（120毫克）。

提到脑部抗氧化，您首先应该想到两种颜色："绿"和"青"。用绿叶蔬菜来"武装"大脑，用富含花青素的莓果来滋养神经。推荐您的冰箱中常备速冻莓果：无论是洒在麦片上、拌入酸奶、打入果昔还是用作沙拉的调味酱汁，都是健康又美味的搭配。

开——减少炎症，损伤更少、情绪更好

研究表明，身体的炎症可以对人类大脑和情绪产生直接的因果影响。

开——食用水果和蔬菜对抗炎症

水果和蔬菜富含维生素，能有效提升大脑工作效率、改善情绪。更妙的是，它们还能预防炎症，因为蔬果中的营养物质能够抑制可能引发炎症反应的自由基，而炎症又是大脑中精密神经结构及血管的天敌，所以预防炎症对于心脑血管健康来说非常重要。在现有医疗水平下，我们甚至能根据测得的超敏C反应蛋白（*hs-CRP*）值准确判断体内是否有炎症。在理想状况下，超敏C反应蛋白水平应低于10毫克/升。超敏C反应蛋白除了反应体内炎症外，也是反映心血管疾病、阿尔茨海默病以及抑郁症等病情的重要指标。富含蔬果的饮食能有效降低超敏C反应蛋白：一般来说，素食主义者体内的超敏C反应蛋白水平最低（超过30项研究的荟萃分析）。在长期的研究和观察中，人们发现，受试者大脑机能的衰退速度与其日常蔬果摄入量成反比（9项研究，31 104名受试者）。当初我们全家调整饮食，增加蔬菜摄入量时，我体内的超敏C反应蛋白水平也自然而然地降低了。所以，我通过自己的亲身经历验证了蔬果的抗炎效果。

开——摄入促进分泌抗炎功效激素的脂肪

动物性饱和脂肪酸会加剧炎症，因为这类脂肪中的脂肪酸会促进一种有害激素的分泌，这种激素会导致炎症、高血压，而炎症和高血压恰恰是大脑健康的两大威胁因素。ω-3脂肪酸则与之相反，促进分泌的是具有抗炎功效的激素。例如，二十碳五烯酸（*EPA*）是ω-3脂肪酸中的一种，它具体有什么作用？简单来说，有害的饱和脂肪酸会加快大脑细胞衰亡的速度，并引发阿尔茨海默病等与大脑有关的疾病。ω-3脂肪酸的作用则截然相反，它能减缓大脑机能衰退、预防阿尔茨海默病。

ω-3脂肪酸有助于提振情绪。抑郁症患者血液中的ω-3脂肪酸水平通常较低，而19项临床研究表明，补充ω-3脂肪酸能够改善抑郁症或抑郁情绪。昂扬的情绪、乐观的态度应该是人人追求的状态，而补充ω-3脂肪酸能帮我们将这一愿望变为现实。

开——吃出好心情

大家都知道，抑郁症是由大脑中的炎症引发的，因为炎症会影响神经元间传递信息（包括幸福感）的化学物质（神经递质）。既然我们可以通过饮食来控制炎症，那是否意味着也可以通过饮食来调节情绪？为此，哈佛大学组织开展了一项知名纵向队列研究，研究人员对43 000名12岁以上的女性受试者进行了比较试验。一部分受试者采取现代女性比较常用的饮食方式（饱和脂肪酸、糖、软饮料、高度加工的谷物食品），这部分受试者确实较常出现炎症反应，将近一半的人频繁产生抑郁情绪；而饮食中富含抗氧化物质的受试者则很少出现类似的情绪问题。有趣的是，抗抑郁药物的作用原理也是通过减轻体内的氧化压力达到治疗效果。所以自由基攻击及其引发的炎症越严重，抗抑郁药物的疗效就越差。

开——食用天然食物调节情绪、精力和抗压能力

饮食能够直接影响情绪。很多研究表明，以高糖、高度加工食品为主的饮食会使情绪低落，而莓果、葡萄、香料、洋葱和绿茶中的植物性营养素则能有效抑制单胺氧化酶，这是一种在人体中广泛存在的酶，它会分解5-羟色胺和多巴胺。换句话说，这种酶会"吃掉"我们的快乐激素。精神类药物可以对单胺氧化酶起到控制或阻碍作用，但这种方式往往带来许多副作用，远不如直接从植物中摄取天然无副作用的单胺氧化酶抑制剂更方便、更安全。研究还表明，在增加植物性饮食两周后，受试者的情绪都出现了积极的转变。

饮食与情绪间的关系如此奇妙，甚至以此为题单独写一本书都不为过。但在本章中，我只是想澄清大家对"幸福"的一些误解：肉类、奶油酱汁和糖并不能真正给人带来长久的快乐和幸福。这种澄清并不是让大家放弃美食，相反，健康的食物并不会减少味觉享受，还能从生物角度让饮食变成真正的愉悦享受。

在一项研究中，实验人员对15 980名西班牙大学生进行了长达10年的观察，最终发现：那些严格遵照传统地中海饮食法的受试者极少出现剧烈的情绪波动，也很少患抑郁症。说明这部分受试者活得比其他人更幸福。采用传统地中海饮食法的人，其大脑机能的衰退速度更慢，且拥有更好的记忆力（14项研究，41 492名受试者）。不必羡慕别人，您也可以通过饮食调整自己的情绪，开启真正幸福的人生。

以下是我对采用地中海饮食法的一点小建议。

触手可及：您可以在办公桌上放一些水果，出行时也可以带一些放在车上，孩子的书包当然也不能落下——把水果放在看得见、拿得到的地方，为生活增添一些健康小细节。

采购策略：建议您的采购以蔬菜和水果为主。这样在您特别渴望巧克力的时候，身边可供替代的甜食只有桃子或草莓之类的水果，久而久之您就习惯于用水果替代甜品并乐在其中了。

主动补充：如果您不爱吃鱼，在减少饱和脂肪酸摄入的同时，可以补充一些ω-3脂肪酸补充剂。

开——大脑降压

您的大脑是否正饱受压力的折磨？可能我不说您都意识不到：德国有3 500万人（约44%的德国人）患有高血压。说得具体点，在40岁以上的人群中，每4人中就有1人血压偏高；在50岁以上的人群中，高血压患者的比例达到了1/3；半数肥胖人群在体重超标的同时也有高血压；而一旦超过60岁，3/4的人都会因高血压而使自己的大脑"受委屈"。

　　对于心脏和血管来说，高血压就像一颗"定时炸弹"。如果血液在过大的压力下被泵入血管，纤细脆弱的血管很快就会像老化的胶皮管子一样爆裂。高血压患者的血管一旦发生硬化，血管壁很快就会出现细小的裂痕并引发轻微的局部出血。特别细小的血管则会直接闭合，虽然这种闭合可能只会持续很短的时间，但这足以切断部分脑细胞必需的氧气供应并导致其死亡了。正如我们之前提到的，脑细胞的衰亡会导致大脑容量的减少。大脑CT甚至能以图像的形式呈现这种影响：衰亡的脑细胞会让原本应显示灰色的大脑区域变成白色。如果您的年龄为40～50岁，又患有高血压，那您日后患阿尔茨海默病的风险会比正常人高出1/3。

　　高血压会导致心肌梗死和脑卒中。在65岁以上的人群中，40%的死亡是由高血压引发的。打个比方，让您开着一辆车胎充足到快要爆炸的车去坑洼崎岖、颠簸不平的山路上行驶，您敢不敢？但我们的心脏别无选择，还是要在高压下将血液泵入血管。如果这种压力长时间得不到缓解，过不了多久我们的心脏和血管就会不堪重负。如果这种情况发生在爱车身上，大家肯定会痛心不已，毕竟车的价格不菲，但为什么同样的事情发生在身体这座无价的"生物工厂"上时我们却置之不理？1/3的德国人甚至不知道自己血压高，不知道自己的身体正承担着重负、经受着酷刑。更糟糕的是，就算知道自己血压偏高，也有1/2的人无动于衷，不采取任何措施来降血压，而是继续给"轮胎"充气，甚至还加大马力碾过脆弱的心脑血管。这种现象也不难理解，因为我们不会对血管的压力感同身受，而且也没有人想终日与降压药为伴。"要是有什么美味又降压的食物就好了，只要每天食用一点，血压就能自然下降……"好消息，确实有能降血压的食物！

"正常的血压应该处于哪个范围？"按照德国医药行业的一般标准，120～130/80~85都属于正常值。斜杠前面的数字代表心脏处的压力，斜杠后面的数字代表血管承受的压力。而研究人员对亚洲和非洲传统饮食及当地居民的健康状况进行研究发现，对于人体这座生物工厂来说，110/70是最合理的血压值。我也推荐您以这个数值作为参考，高于这个数值就应该关注自己的血压了。

面对日益飙升的高血压病患人数，医药行业在知名学术杂志《英国医学期刊》上发表了他们的高血压解决方案：与其不断测量血压，不如给每个年龄段的人提供一种专属的降压药，理由是：科学研究表明，血压降低10毫米汞柱就能挽救很多生命（145项关于降压药的荟萃分析）。医药行业认为，既然降低血压有益健康，那服用降压药使血压降至理想的110/70也不是什么难事。这确实是个独特的思路，按照这种逻辑，我们为何不直接把降压药当水喝、当饭吃呢？明眼人都能看出来，以上观点最终满足的还是医药公司自身的利益。其实不妨回归自然，学学羚羊的生活方式，多食用蔬菜，多运动，就能轻松地从源头上保持血压稳定。您听说过哪只羚羊因为体重超标而得心肌梗死的吗？如果您没见过羚羊，总见过鹿吧？这是一样的道理。

"高血压会对大脑产生什么影响？"大脑中的压力变大，大脑的容积就会变小。巧的是，这些缩小的区域很大部分与记忆相关（26项研究的荟萃分析）。所以为了大脑健康，我们应当及时调控，降低血压。

开——为了大脑健康而减肥

减肥有助于保护大脑，这一发现使减肥在保持良好身材之外具有了全新的意义。超重是诱发高血压的主要原因，请看数据：中度肥胖的中年人（BMI > 30）患阿尔茨海默病的概率比一般人高出30%（19项研究的荟萃分析，589 649名受试者，研究持续时间超过42年）。

"减肥可以防止以后患阿尔茨海默病？"没错！

"我担心自己没有意志力，减不下来。"对失败的恐惧和时尚行业的错误示范是当下推进健康减肥的主要阻力。其实，在本书的221页，我将介绍一种新陈代谢减肥法，这种减肥法有助于您在无须忍饥挨饿、承受剧烈情绪起伏的情况下减重，而且减肥阶段结束后体重也不会反弹。饥饿、消极情绪和反复不定的体重才是减肥路上的绊脚石。

根据我20多年的减肥咨询经验，一般的减肥咨询流程是这样的："乔普先生，前4周我坚持下来了，但我现在得停一停。"但在新陈代谢减肥法下，我的患者总是能给出特别积极的反馈："我不需要挨饿，心情也很棒，还能继续！"300 000名新陈代谢减肥法的参与者用亲身经历证明：拥有饱足的感受、愉悦的心情也可以减肥！一个秘诀是在减少热量摄入的同时补充蛋白质和维生素，这也是新陈代谢减肥法区别于一般减肥法的地方。一般的减肥法总会导致营养缺乏，但新陈代谢减肥法不会。保持良好的情绪、充沛的精力，以旺盛的新陈代谢来燃烧脂肪、以维生素和蛋白质来保持健康，这就是新陈代谢减肥法的原理和功效。

"那通过这种方式减掉的体重会反弹吗？"不会。因为蛋白质能够保持肌肉量，肌肉能够消耗能量，使体重维持在稳定状态。我写过一本关于新陈代谢疗法的书，书中有具体的减肥方法。

"吃掉"高血压：水果、蔬菜和 ω-3 脂肪酸

我在咨询时经常听到的一句话是："我的饮食很健康。"这里的健康指的通常不是营养学角度的理想均衡摄入，而是指"我在日常饮食中加入了足够多的药物，能够均衡治疗各类疾病"。至此个人健康已经完全变成了医生的事。很多人就是不愿意从自身做出改变。在我看来，这种死守固有习惯的行为是上了年纪的表现。不信您想想，自己年轻时是不是头脑更灵活，更容易接受变化？

如何降低血压？说到降压，还得请出我们的老朋友——蔬菜和水果。蔬果中富含钾和镁，能够起到良好的降压作用。钾含量越高，降压效果越好（10项研究的荟萃分析，268 276名受试者）。事实上这一研究结果并不令人意外，因为从数百万年前开始，大自然就在用植物性营养素来滋养人体，帮助人类更好地生存和进化，不然人类如何活到现在？石器时代可没有医药公司！素食者通常比非素食者摄入的植物营养素更多，所以他们的血压也通常更低、更理想（32项研究的荟萃分析，21 604名受试者毫米汞柱）。通常情况下，素食者的血压都能达到理想的110/70。但您也无须极端到什么肉都不食用，只需适量增加蔬菜，就会取得显著效果。

"我的血压根本无法控制！"不会的。研究表明，在调整为以植物性食物为主的饮食后，受试者的血压很快降了下来（超过7项研究的荟萃分析）。

除蔬菜外，ω-3脂肪酸也有降血压功效（超过70项临床研究的荟萃分析）。这一研究结果如此有说服力，以致欧洲食品安全局

（*EFSA*）同意在ω-3脂肪酸产品外包装上进行提示："ω-3脂肪酸能够调控血压。"

"我还年轻，血压正常。"这确实是个好消息。无论是哪个年龄段的人群，正常稳定的血压对大脑和血管都有益。拿甜菜根汁举个例子，在一项研究中，68名血压正常（130/85毫米汞柱）的受试者每天饮用一杯甜菜根汁，并坚持4周。4周后，这些受试者的血压从130/85毫米汞柱降到了122/80毫米汞柱，相当于石器时代的原始人水平。该项研究的作者还在摘要中表明，如此强的降压效果已经可以与市售降压药相媲美。在各种具有降压效果的蔬菜和水果中，甜菜根的降压效果出类拔萃（16项随机临床研究）。

芝麻菜、莴苣、菠菜等绿叶蔬菜和甜菜根都是有助于降压的超级食物，能有效减轻血管、心脏和大脑的压力。这背后的血管扩张理论甚至获得了2009年诺贝尔奖。

"降血压和大脑健康又有什么关系？"很简单。不管是哪个年龄段的人群，都应该每天摄入足够的绿叶蔬菜，从而将血压维持在健康稳定状态。在血压问题上，我们可以用一个等式来帮助理解降血压与大脑健康的关系：降低血压=减少血管损伤=减少大脑损伤=减缓大脑机能衰退。您可以将芝麻菜和甜菜根做成沙拉，并撒上开心果、淋上意大利香醋，这不仅美味，而且能有效扩张血管。熟甜菜根是超市中的常见食材，很适合加入沙拉、做成配菜或打成汁饮用。

德国医药行业的一般标准血压表

收缩压（心室）/mmHg	舒张压（血管与脉搏））/mmHg	
120	80	理想
130	85	正常
130 ~ 139	85 ~ 89	正常偏高
140 ~ 159	90 ~ 99	轻度高血压
160 ~ 179	100 ~ 109	中度高血压
≥ 180	≥ 110	重度高血压

美国心脏学会关于血压标准的表述

"轻度高血压"中的"轻度"其实非常具有欺骗性。如果一名35岁的男性患有轻度高血压，这意味着他的寿命有可能缩短16.5年。从个人角度来说，这就不是"轻度"问题了。不管是哪种高血压，您都可以通过饮食来调理。所谓"年纪越大越容易患高血压"也是无稽之谈，我们的祖先并没有出现血压随年龄增长而升高的现象。而且不论处于哪个年龄段，高血压对血管的损伤都是巨大的。

与德国含糊不清的定义不同，美国心脏学会早在2017年就引入了对血压测量结果的新表述。在修正的血压标准中，"正常"改为了"偏高"，"正常偏高"则变成了"高血压 1 级"，原来的"轻度高血压"被修改为"高血压 2 级"，而最严重的"重度高血压"被描述为"恶性高血压"，因为血压一旦超过这个值，患者在一年之内死于心肌梗死或脑卒中的概率高达80%。

开——补充维生素调节情绪、精力和抗压能力

维生素能调控大脑的工作效率。比如维生素B_1有助于神经信息的快速传导。维生素B_1、维生素B_6、维生素B_{12}都有助于我们更好地记住自己经历和学习过的东西。此外，B族维生素和维生素D在神经递质的形成过程中也发挥着重要作用，从而影响我们的情绪、抗压能力和注意力。比如5-羟色胺（一种能够平稳情绪的神经递质）或者多巴胺（我们的快乐激素），无一不与维生素有关。如果您情绪稳定、心境平和，必然能更好地承受压力；反过来讲，较大的压力会导致我们的身体消耗更多的B族维生素。一旦体内缺乏维生素，首先受影响的就是我们的情绪和抗压能力，因为任何一种微量元素的缺乏都会使构造精密的大脑受影响。换句话说，维生素与您的日常生活体验关系密切。下面我们讨论两个有趣的问题。

- 要想兼顾情绪、精力和抗压能力，每日应摄入多少维生素？
- 补充维生素能否使情绪、精力和抗压能力得到提升和改善？

维生素研究：情绪、精力和抗压能力

"维生素能提振情绪只是心理作用吗？也就是所谓的安慰剂效应？"为了得到这个问题的答案，研究人员进行了8项双盲安慰剂对照试验研究。实验中，1 292名20～50岁的健康受试者参与了不同的B族维生素研究。在试验开始和结束时，这些受试者会接受复杂的心理测试和评估。结论为：维生素组的受试者更不容易感到疲劳，更不容易受到恐惧、不安等负面情绪的影响，抗压能力更强，认知能力和幸福感均得到提升。

"这些人虽然身体健康，但是肯定不注意饮食，所以才会体现得这么明显。我很注意饮食，所以没必要补充维生素。"并不是这个原因。上述研究选取的测试对象均为健康的中年受试者，他们的饮食情况代表了国民饮食的整体水平。但这种饮食的提升空间还是很大的。就算是原本注重饮食健康的咨询者，在接受我的营养建议后，也经常给出这样的反馈："以前，结束一天的工作，晚上的我几乎已经没力气做任何事情，只想瘫在沙发上。现在我已经不会如此疲惫，甚至还有精神出去转转。""我在工作时没那么容易犯困了。""我晚上睡得更好，所以早上起床变容易了。""我的情绪更平稳，不会频繁出现情绪波动了。""压力好像对我影响不大了，我的心情更好了。"

如果我们以前真正做到了均衡饮食、充分摄入各类营养物质，这些改变根本就不会发生。既然它们发生了，只能说明我们以前做得不够，离"均衡"和"充分"还有一段距离！17世纪在水手中流行的坏血病现在已经很少出现，这说明就算我们只摄入了推荐剂量中最小值的营养物质，也能避免一些典型的营养缺乏症状。但这只是"不缺"，要想拥有强大的大脑机能、抗压能力和良好的情绪，我们就要进行更充分、更全面的补充。

很多患者在进行营养咨询时要求我给出明确的回答："要"还是"不要"补充维生素。我的建议是：不要相信我说的话！亲身尝试才是最有效的。您只需知道，维生素、矿物质和其他微量营养素是共同作用的。现在也有一些预先调配好的几乎囊括了各种微量营养素的产品，您可以针对自己的营养状况进行自测。要是您打心眼里不相信补充维生素能对您的健康有益，那更好了。这说明以后您身上出现的任何变化都不可能是安慰剂效应。在自测过程中，您永远都是赢的一方：要么您证实了自己的想法是对的，要么您可以根据测试结果进行营养素补充，从而更加健康。

"哪类人群最需要补充维生素？"答案显而易见：所有人。但平时压力较大的人、运动员、发育期的青少年、老年人、孕妇、特定疾病患者、常饮酒的人群在营养素补充方面的需求往往更大。此外，经常暴露在有害物质中或常服用导致营养物质流失的药物的人群也需要补充维生素。人的基因不同，对于同一种营养物质的需求甚至可以相差3倍，所以医生推荐的摄入量其实并不一定适用于每个人。

还有一类人在补充维生素后会出现明显的健康功效：饮食本来就不均衡、不健康的人。比如比萨等方便食品的爱好者、不爱食用水果和蔬菜或者由于其他原因无法摄入足量水果和蔬菜（比如住院疗养、只能食堂就餐、经常出差、没时间做饭）的人。饮食习惯等"基础条件"越差，营养补充后的效果越明显。这个结论与我们以往的"生活条件好了我们自然不缺乏营养"的观念恰恰相反。大众对于营养摄入状况的普遍认知与德国大型营养学研究得出的结论可谓天壤之别。下面节选一部分德国联邦食品农业部组织的饮食调查数据供您参考。

下表中列出了对维持大脑功能和良好情绪非常重要的营养素，看看有多少德国人达标了。

德国联邦食品农业部饮食调查数据节选（达到最低摄入标准的人群比例）

	（35～50）		（65～80）	
	男性	女性	男性	女性
维生素 B_1	23%	20%	30%	32%
维生素 B_6	12%	11%	13%	11%
叶酸	79%	89%	87%	91%
维生素 B_{12}	8%	10%	24%	23%
维生素 C	32%	30%	30%	30%
维生素 E	51%	46%	51%	47%
维生素 D	78%	94%	90%	97%
镁	17%	33%	22%	21%

　　要注意的是，表格中的数字仅代表达到最低摄入标准的人群比例，而不是达到理想状况的比例。理论上我们确实可以通过一日三餐满足最基本的营养摄入需求，但日常生活和工作中充满了各种繁杂琐碎、劳心耗神的事，这些事使我们营养消耗过大。既然这样，补充充足的营养素拥有稳定的情绪和敏捷的大脑吧！

开——补充维生素延缓大脑衰老

　　"我们到底能不能依靠维生素延缓大脑衰老？"这是有可能的。维生素可以降低人体内的胱氨酸水平，而胱氨酸偏高是导致阿尔茨海默病及各类心血管疾病的重要原因之一。怎样才能降低这些风险？用维生素，特别是维生素 B_6、维生素 B_{12} 和叶酸（维生素 B_9）。研究表明，这类维生素能有效阻止大脑容量减少。在其中一项研究中，实验人员对168名老年受试者的脑部进行CT检查发现，补充B族维生素的受试者，其体内的胱氨酸水平下降最为明显。在为期2年的实验观察中，这部分受试者的大脑容量下降水平比安慰剂对照组受试者低53%。除此之外，维生素组受试者的大脑机能测试结果也更出色。另一项后续研究表明，对于特定脑部区域来说，长期摄入维生素可以使其萎缩速度减至原来的1/7。而这些脑部区域通常与阿尔茨海默病的发病有关。

　　"无所谓，反正我才40岁，还年轻。"对于说这种话的人，我有一句忠告：别等到牙齿蛀了再开始刷牙。阿尔茨海默病并不是一夜之间就发作的急性病，而是一个缓慢推进、难以察觉的过程，所以要提前预防。等到确诊后再治疗已经晚了。在30～60岁这个年龄段中，每10人中就有1人体内的胱氨酸水平过高；在65岁以上的人群中，占比甚至达到了1/3。不管您处于哪个年龄段，缺乏抗氧化物质、过于油腻的饮食都会损伤大脑。所以我们要及时止损，越早越好。

　　不知您还记不记得本书开头弗莱德海姆先生的故事？他在79岁高龄登上了海拔5 600米的高山。他就是通过补充B族维生素和ω-3脂肪酸成功降低了自己的胱氨酸水平。我印象最深的是，这位先生虽然已年过80，但还能在我面前有条不紊地分析他的各种血液指标。希望我到老年也能像他这样，对自己的健康全权负责。

开——补充维生素 D 调节情绪、呵护大脑

　　几乎每个北欧居民都存在维生素D缺乏问题。维生素D不仅能保护脑内的"灰色小细胞"，也就是具有活性的脑细胞，还能在脉搏波传导和情绪调节方面发挥重要作用。在阳光照射下，皮肤中的维生素D

会发生活化，所以随着季节的变化，我们的情绪会高低起伏：从夏天的昂扬振奋，到冬日的温和平稳，偶尔也免不了因日照过少而情绪低落。除季节外，天气的变化也会影响我们的心情。如果天气阴沉，人会觉得闷闷的，不太痛快。从各种研究中我们都可以看出维生素D与情绪的紧密联系："在抑郁症治疗过程中，维生素D对情绪的改善作用与抗抑郁药物相仿（超过15项研究的荟萃分析）。"

维生素D是否具有与其他维生素一样保护大脑的作用？研究表明，血液中维生素D水平偏低的受试者（低于20纳克/毫升）患阿尔兹海默症的概率比其他受试者高出50%（11项研究，21 784名受试者）。

结论：饮食与大脑

从生物学角度看，我们的大脑其实时刻处于一种精妙的平衡之中。大脑机能及我们的情绪都与日常饮食中的营养物质密切相关。ω-3脂肪酸能加速大脑运转、改善大脑机能、保持大脑活性，有害的饱和脂肪酸则会降低大脑工作效率、损伤大脑，甚至激活某些基因，增加我们患阿尔茨海默病的风险。摄入优质脂肪可以优化大脑机能，食用富含叶黄素和花青素等抗氧化物质的超级蔬果可以保护和激活敏感的神经元。炎症和高血压是损伤大脑的元凶，我们可以学学原始人类，多摄入营养物质使它们不再猖獗。您一定还记得那些科学有效、提振情绪并延缓大脑衰老的饮食方法。越早改变，效果越好。补充维生素有助于改善情绪、增强抗压能力，并减缓大脑老化速度。

特别的ω-3脂肪酸

ω-3脂肪酸对于我们的身体十分重要，因此我在此单独回答一些大众关于ω-3脂肪酸的最为关切的问题。

ω-3 脂肪酸测试：别瞎猜了，用数据说话！

"我肯定啥都不缺！"先别急着肯定，您可以去测一测。只有测试完了才知道，自己的大脑和心脏是否拥有充足的营养补给。理想的ω-3脂肪酸指标应该在8%～11%之间。

"ω-3脂肪酸指标高意味着什么？"先举两个例子：如果ω-3脂肪酸指标只有3%，那您患急性心脏衰竭的风险会比一般人高出10倍。如果ω-3脂肪酸指标在4%左右，那您会比一般人更常出现抑郁倾向和情绪波动。只有当ω-3脂肪酸指标高于8%时，以上种种症状才会有所缓解。

ω-3 脂肪酸产品：补充多少？如何补充？如何判断产品质量

"一个人每天到底应该摄入多少ω-3脂肪酸？"每人每天的ω-3脂肪酸（EPA和DHA）最低摄入量约为300~500毫克，理想的摄入值为1克左右。如果想补充更多，3克以内都是没有问题的。

"ω-3脂肪酸产品那么多，它们之间有什么区别？"就像其他商品一样，便宜肯定有其便宜的理由。廉价的ω-3脂肪酸产品原料很可能来自人工养殖的渔场，受到过抗生素、激素及其他化学毒素的污染。从健康角度看，来自可持续捕捞的深海鱼比人工养殖的鱼营养价值更高。这就好比两个肉铺，一家卖的是集约养殖并在养殖过程中投放了抗生素的禽肉；另一家卖的则是有机散养的禽肉。这种情况下，选择哪一家，是看重价格还是质量，完全取决于您。

"1 000毫克鱼油是多少？"其实用"鱼油"这个概念来作为衡量标准并不准确。通常情况下，1 000毫克鱼油中仅含100毫克DHA和EPA，简直可以称得上是过度包装——大量的脂肪却没什么精华。所以请您当心产品包装上以"毫克"为单位的标注。一般来说，养殖鱼体内的ω-3脂肪酸含量少于极地深海鱼。如果选择便宜的鱼油产品，那么您势必要加大服用剂量，才能达到与精华产品同等的效果。但这样打嗝时可能会有一股鱼腥味，估计没人能忍受。很多人也是因为这个原因没有坚持补充ω-3脂肪酸，也就无法获得相应的健康效果。

"ω-3脂肪酸产品的配比有什么不同？"一般的鱼油胶囊会采用EPA与DHA 1:1的配比。具体哪种营养物质摄入多少，完全取决于您的目标。想要优化大脑机能，那就选择主要成分为DHA的产品，有些鱼油胶囊中DHA的含量可以达到EPA的4倍。如果您的主要目标是抗炎，可以选择EPA与DHA配比较为均衡的产品。

"不管服用多少，我打嗝总是有腥味。"这说明您服用的鱼油胶囊可能不新鲜了。在新西兰，研究人员对32种市售的ω-3脂肪酸产品进行检测，结果发现80%的产品使用的鱼油都即将变质，只有3种产品质量合格。为防止氧化，ω-3脂肪酸应当采取真空压缩的加工方式，同时在胶囊中加入抗氧化物质，防止胶囊中的鱼油随时间而氧化（变质、变腥）。理想的产品中还会加入维生素E，或者比维生素E效果强40倍的牛至油。

　　"ω-3脂肪酸，怎么服用最有效？"很重要的一点是，ω-3脂肪酸胶囊最好随富含油脂的餐食服用，这是被很多人忽略的一点。因为随餐服用能使ω-3脂肪酸的吸收率提升40%，实现更好的补充效果。

　　"从开始服用ω-3脂肪酸胶囊到体内ω-3脂肪酸水平真正得到提升，需要多久？"不用担心，不超过6个月，您体内的ω-3脂肪酸就能上升到较理想的水平。但如果您只能坚持1个月，那确实没什么效果，因为ω-3脂肪酸需要一点时间，才能在大脑中找到适宜的栖身之处。

血管年轻，人才年轻

　　血管是人体内重要的供应系统，也是较为薄弱的身体部位。基本上所有人一过30岁，血管多多少少都会出现损伤。那我们应该如何避免血管损伤，保持血管的健康？已有的血管损伤能修复吗？如何均衡饮食，采用地中海饮食法或干脆转为素食主义？到底什么饮食方式才能有效保护血管？在接下来的一章中，我们根据最新的科研结果，梳理各种饮食流派，探索有益于血管保护的最佳饮食方案。

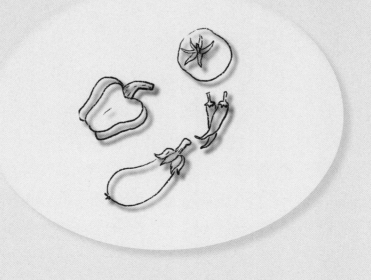

新冠肺炎与血管

新冠肺炎疫情让我们暂时忘记了眼下正在同样大肆蔓延甚至后果更严重的一种流行病。西方国家每年因此丧命的人数达到了1 700万人。在过去的40年中，医生和医药公司针对此病进行了大规模研究，但依然没有找到可行的解决方案。上百万患者因为这种疾病被送入医院急救或治疗，但没有任何一种药物、任何一台手术能实现永久的治愈。这种疾病的死亡率约为50%。但在这场"疫情"中作为感染源的超市并没有被封锁，国家也没有颁布哪条法令要求下架销毁"受污染"的食物。这场可怕"疫情"的根源就是现代饮食方式！这种可怕的流行病就是心血管疾病！[①] 事实证明，现代饮食方式会损伤血管，导致心血管问题。然而80%的心血管问题都是可以避免的！

只要做出一些小小的改变，我们就可以防患于未然，尽早开始保持血管弹性，停止或减缓血管的损伤过程。分享一个新知识：血管可以进行自我更新，我们也可以对人体这一最重要的运输系统进行优化。适当的饮食能强化修复基因，而这些基因能赋予身体强大的自我修复功能。研究人员借助现代科技手段对血管情况进行了监测。结果表明，健康饮食、减少压力和增加运动这三种习惯的组合能一键消除血管问题。而使血管不再僵硬、重新恢复弹性的食谱也已经出现。也就是说，现在我们已经知道如何使血管更年轻，如何摆脱降"三高"药物，避免因疾病而手术了。

---

① 编者注：目前，中国心血管病排在城乡居民总死亡原因的首位。近年来，中国心血管病的发病人数持续增加，预计今后10年心血管病患病人数仍将持续增长。

神奇的血管

　　请您握起自己的拳头并仔细观察，自然界最大的奇迹——人类的心脏就是这么大。成年人的心脏重量为250～300克，却是世界上最强劲的"发动机"。它每天跳动约10万次，并将血液输送到身体各处。每天流经心脏的血液达8 000升。即使是最细的毛细血管也在不断输送着氧气和营养物质，并将二氧化碳等代谢产物运走。只要好好维护，这套系统运行八九十年不成问题。但人的现实行为与理想往往存在巨大差别。"维护"的含义包括：不要给它施加太大的压力（高血压）；不要食用没营养的垃圾食品，变得过度肥胖，从而损害血管健康；不要摄入过多的胆固醇，以免给这套精密而脆弱的系统增加负担。血管保健本可以是非常简单的一件事。人体的血管可以绕地球两圈。动脉看起来像一条红色、富有弹性的橡胶管，中间本应该是空的，但很快一些黄色、油脂状的斑块会黏滞在血管壁上，带来致命的风险——动脉粥样硬化斑块。这种污垢会在动脉上年复一年地不断累积。

　　"我今年40岁，身体健康，无血管钙化现象。"这是很多人对自己的认知。对于大多数人来说，"不用看医生"意味着"健康"，但这种认识是非常狭隘的。大家都知道，我们每天都要刷牙，这是为什么？没错，为了防止牙齿出问题，所以我们通过定期刷牙预防牙齿问题。现在将眼界放宽些，想想牙齿之外的部位——我们体内长达96 000千米的血管。它也必须得到定期护理。但血管的损伤究竟是从什么时候开始的呢？

　　为了找出这个问题的答案，研究人员对15～34岁的2 876名意外死亡人员进行了调查，结果发现，在20多岁的人群中，血管中出现沉积物的比例达到了80%，而一旦超过30岁，这个比例达到了100%。也有研究以死亡的美国士兵为样本，并得出了相似的结果：20多岁的士兵中有80%的血管中出现了沉积物。研究人员还发现，在多食用蔬菜的饮食方式下，血管中的沉积物较少。在20世纪60年代的中国或乌干达，人们患心肌梗死的概率是美国的1/100。研究人员在乌干达进行了上百次解剖，没有任何一具身体出现丝毫心肌梗死的征兆。谁要是想在那儿开个诊所治疗心血管疾病，估计不长时间就会倒闭。但在西方，心血管方面的医生属于收入较高的阶层，因为相关的药物和手术能给他们带来巨大收益。据统计，美国医药公司仅2018年的心血管疾病药物销售收入就达到了660亿美元。在如此大的利益之下，难怪医药公司会想方设法隐瞒各种营养饮食方面的研究成果。但现在，越来越多的组织和个人开始对这种隐瞒行为提出抗议，特别是美国各大保险公司，因为他们不想支付不必要的药物和手术治疗费用。比起缓解症状，他们更希望患者得到根源层面的治疗。生活方式医学得到了他们的极大支持，同时这种改变生活方式的治疗思路有效改善了高危患者的健康状况，为保险公司每年节省了多达30 000美元的费用。

吸管试验：动脉硬化是什么感觉

患动脉硬化是一种什么感受？想知道这个问题的答案，可以进行一个简单的试验：不要用鼻子，而是试着通过一根吸管进行呼吸。稍稍掐住管身，阻止气流通过，您就能体会到动脉硬化患者心脏的工作状态了。收紧的血管会增加心脏的运行压力，心脏必须更用力地泵血，才能将足够的氧气输送至全身。心血管动脉硬化的症状最先表现为胸腔内部疼痛（心绞痛）和呼吸困难，患者可能只是上几个台阶就喘不上气。高血压会使动脉粥样硬化斑块变得不再稳定，甚至可能从血管壁上脱落，从而堵塞通向心脏或大脑的血管并最终导致心肌梗死或脑卒中。很多人的家人或熟人圈子都可能有心血管疾病的案例：有的半身不遂，有的病发后正在复健，有的从此生活不能自理，还有的再也离不开医院……心血管疾病的危险之处在于，在致死性心肌梗死中，有1/2的病例之前不会出现任何心血管疾病方面的症状——他们死于毫无征兆的突发性心肌梗死。而且中年人发病的比例越来越高，因为我们没有注意到自己的血管损伤有多严重。大约每两个西方人中就有一人的血管状况堪忧。

对于心血管疾病，医生总喜欢在家庭病史中找答案，把疾病归因为家族遗传（基因），或指责患者没有早点进行体检，一直拖到30多岁。这种指责当然是没有道理的，基因的影响没有我们想的那么大。此外，中年的血管损伤无法通过一次体检进行预防。这时候体检的唯一意义就是让我们知道自己这么多年在健康方面犯了多少错，让我们在追悔莫及之际，将全部的希望寄托在医生身上，而这一切并没有什么用。保持血管年轻的唯一秘诀是健康饮食、多运动、控制体重和戒烟。最妙的是，这些生活习惯不仅有益血管健康，还能提升我们的生活感受，使我们头脑清醒、精力充沛、"性"能强大，从而更好地享受生活。说到底，改变生活方式到底是否值得？针对这个问题，请抽出30分钟读一读接下来的一章，相信您读完会找到答案。

饮食、血管与性爱能力

"性"能如何强大？这是一个复杂的问题，但复杂的问题往往能给我们带来更多乐趣。一个常常被引用的数据是：20%的50岁以上男性都或多或少地出现了勃起问题（勃起机能障碍），其中只有一小部分案例归因于心理或压力问题。烟瘾特别重的男性出现这方面问题的比例达到了58%。就这样，很多能快速解决问题的药物成了医药公司的摇钱树。但这一现象背后是药物无法解决的深层次问题。性功能的力不从心可能是心血管疾病的前兆。研究表明，40~49岁的男性如果频繁出现勃起障碍，他们患心血管疾病的风险比其他人高50%！对于医生来说，勃起状况是判断患者心血管情况的有效指标之一。原因很简单，受损的血管（动脉硬化）无法实现自如的扩张。

一氧化氮具有舒张血管的作用，这一发现甚至获得了2008年的诺贝尔奖。大自然会为我们提供各种各样富含氮的食物，帮助血管舒张，这可比药物更天然、无副作用。比如甜菜根，它在舒张血管方面的功效已经得到16项随机临床研究的证实。即便是小剂量摄入也能有效舒张血管，使血管在进行高强度工作时得到更多氧气，从而极大提升运动员的运动表现。以甜菜根汁为例，这种饮品能使自行车运动员的最佳表现时间延长22%。

实验中，研究人员对3名美国职业橄榄球运动员的勃起状况进行了测试，因为生殖器能最直接地反映血流状况。这些运动员每天会食用不同的晚餐：第一晚是肉馅墨西哥卷饼，第二晚是豆馅卷饼，其馅是富含蛋白质的豆子。研究人员等他们睡着后，借助一个环状的测量仪对受试者的血液流速进行测量。您问这个测量环往哪儿套？没错，就是您想的那个地方。测量结果显示，受试者夜间勃起的频率增加了4.7倍，勃起时长也变为原来的4～5倍。研究人员还发现，从植物性食物中摄取蛋白质的受试者，生殖器勃起状态下的体积比从肉类食物中摄取蛋白质的受试者大14%。施皮茨医生（化名）是一位来自美国的知名泌尿科医生，他会让每名受试者亲自朗读自己的测试结果。这一举措带来了立竿见影的效果，橄榄球运动员纷纷调整了自己的饮食方式。什么是最典型的男性特征？力量、耐力、持久、强劲。遗憾的是，一顿油腻的烧烤派对就足以让这些男人引以为傲的特征纷纷消失。

　　我们的血管需要吸收适当的营养物质，也就是减少饱和脂肪酸、增加植物营养素的摄入。勃起机能障碍只是一个先兆，其后隐藏着更严重、更复杂的健康问题。在进食后几小时食物会对血管功能产生持续的影响。早餐煎蛋培根、午餐汉堡、晚餐香肠，这样的饮食会使血管在一天中大部分时间都处于收缩状态，而且损伤会逐渐累积。

　　接下来我们将讨论本章最重要的问题：人体真的能实现自我修复吗？血管这样重要的运输系统一旦受损，人体这座"生化工厂"还能正常运转吗？有没有什么"超级食物"，只要每天食用一点就能保持血管弹性，使其年轻？在层出不穷的饮食法中，究竟有没有一种饮食方式在血管保健方面的功效经过了科学实证？如果有，这种饮食方式是否足够简单、实用、丰富、有趣？

受损的"生化工厂"

现在假设我们正站在浴室中，面前的水龙头被拧到最大，正源源不绝向水池中注水。但水池已经装满，多余的水只能不断外溢。我们有两种方法可以解决这一问题。第一种方法是拿起拖把，把地上的水拖干净。水一直流，我们也一直拖地。这也是传统医学治病的治疗基本思路。第二种方法是直接把水龙头关上，找出问题的原因，最后拖地（治病），一劳永逸。我们的"生化工厂"会如何处理已有的损伤呢？在接下来的章节中，我将带各位了解身体的自我修复功能。

血管硬化导致的心脏问题通常通过植入支架的方式解决（支架植入术的费用约为16 217欧元）。这种手术会在血管中植入支架，以达到舒张血管的目的。还有一种方法是在心脏附近搭建旁路（心脏搭桥手术的费用约为29 300欧元）。这种手术通常可以挽救急性心肌梗死患者的生命。但现在德国90%的心脏搭桥手术被用于治疗非急性心脏病。也就是说，即使心脏搭桥手术不能预防心肌梗死，也不能延长生命，还是会有很多病情相对稳定的患者愿意选择手术。不仅如此，手术本身常常伴有极大的本可避免的风险。而且从长期来看，手术的意义并不大。如果不消除问题的根源，过不了几年，植入的支架或搭建的旁路就会重新被脂肪覆盖。于是医生们又兢兢业业地拿起"拖把"，开始新一轮手术。

这种近乎无止境的巨额支出让美国的奥马哈医疗保险公司开始思考，对于非急性心脏疾病患者来说，"饮食、运动、减压"的治疗思路是否可以达到手术介入的等同效果，从而为公司省下理赔费用？答案是明确的：可以。研究人员将328名患者分为两组，由194名患者组成的第一组参与了生活方式项目，而另一组中的134名患者接受了心脏搭桥或支架植入手术。生活方式项目的具体内容包括使参与者饮食更健康、督促他们多运动并减轻他们的压力。结果第一组中77%的患者病情持续稳定，即使在参与项目3年之后也无须手术介入。他们也很少出现心脏疼痛（心绞痛）问题，身体状况几乎和手术组一样好。仅在实验进行后的第1年，奥马哈保险公司就在节省了30 000美元理赔费用的情况下取得了同等的治疗效果。随后美国的保险公司纷纷开始针对各类心血管疾病进行类似的研究，并得出了相似的结论：比起药物和手术治疗，生活方式疗法不仅能节约治疗费用，还能取得不逊于药物和手术的治疗效果。

开——启动体内重启键

人体这座"生化工厂"的功能十分完备：不仅有暂停键，还有重启键。也就是说，我们不仅能中止损伤，而且能实现逆转、消除损伤。这一发现来源于之前提到的试验：受试者若能将在生活方式项目中习得的健康生活习惯保持 5 年及以上，他们的血管钙化甚至会完全消失，流向心脏的血流速度增加了4倍，并且这些患者出现严重心脏问题的概率只是对照组的2/5。而使用传统药物治疗方式的患者即便服用了药物也没能修复血管损伤。

由此我们可以得出结论，关上疾病的"水龙头"对于每个人都非常重要。当身体不再产生炎症、血管中的压力变小时，脂肪就不再累积，血管健康状况也会日趋稳定。您可以参看下页的图片：左边是一条堵塞的血管，右边则是一条通过为期32个月的纯素饮食很大程度上完成了自我修复的健康血管。不仅仅是血管中的损伤，身体各处的损伤都得到了不同程度的修复。对于很多人来说，按下重启键是恢复健康的关键。

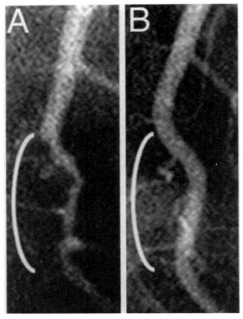

左：堵塞的血管
右：32 个月不摄入任何饱和脂肪酸的纯素饮食之后
照片来源：卡尔德·埃赛尔斯汀

纯素饮食对健康的显著作用可能会让一些人开始考虑："我是不是也转为素食？"其实您倒不必做出如此大的改变。如果想保持血管健康，传统的地中海饮食法就已足够有效。如果您的健康状况较差，甚至属于高危患者，那势必要为自己的身体投入更多。您做出的改变越大，您未来得到的正面反馈也就越多，这也会带给您更大的动力去保持新习惯。

未到服药年龄

以下摘自弗兰克的亲身经历：

"我今年49岁。一年前，我开始喘不上气，总是感觉疲惫。诊断结果为70%的主动脉已经堵塞，其他血管也基本堵了一半。可是我才49岁啊！现在就病成这样，以后的日子怎么过？于是，我彻底改变了生活习惯，想尽一切办法恢复健康。我有3个孩子，我还想看着他们长大。我也不想把宝贵时间浪费在不同医院、诊所间的来回奔波上。最重要的一点是，我想立刻夺回健康的主动权，而不是受制于疾病。"

如今美国各地都将"预防及逆转心脏病方案"纳入了正式疗法。逆转就是彻底消除。这个方案包含72小时的纯素饮食法、运动训练、放松技巧及小组谈话。德国有些复健中心也能提供这些课程或服务，但有一个小问题：某些康复诊所中所谓"丰富而均衡"的饮食方案中依然包括加工肉类、乳制品和高碳水食物。目前尚没有任何证据表明，这种"丰富"的饮食能有效逆转血管损伤。想要修复损伤，这种改变还是不够彻底。

开——发挥主观能动性，夺取健康主动权

您是否相信，有患者真的会说出"比起调整饮食，我更愿意服药"这样的话？还真有。

我常常听到医生说："事实上，很多患者内心根本不想做出改变，认为改变没什么用。"事实真的如此吗？85%的患者在参加过"预防及逆转心脏病方案"之后还能保持健康的生活习惯。当然这些患者属于比较自律的类型。但患者对药物的依赖性是否真的像医生说

的那么高？有多少患者在生活方式调整一年后还在老老实实服用医生开的药？数据令人惊讶：半年后，服用他汀类药物降血脂的患者人数缩减为原来的一半。一位有过心肌梗花病史的律师这样描述自己的感受："对于医生向我刻意隐瞒生活方式疗法的行为，我感到非常生气。至少我对这种治疗选择及其相关的信息有知情权，权衡判断后做出自己的决定。我并不需要他们的错误建议。"

医生会利用患者的恐惧心理鼓动患者服药，但这种行为传达的信息令人很不舒适。

"您的余生将与药物为伴。虽然服药并不能完全治好您的病，有些药物的副作用甚至会使您的健康状况恶化，但它们能预防未来的突出心肌梗死。虽然不知道这种心肌梗死发作的可能性有多大，或者多久会发作。但是不怕一万，就怕万一，对吧？"

看到这种态度，一些患者产生摆脱药物的想法也就不难理解了。与此同时，那些通过饮食、运动、减压合理经营自己"生化工厂"的患者，则能更快地恢复活力并保持旺盛的精力。人们的感受越积极，越不愿意放弃这种良好的状态。与恐惧作为驱动力不同，生活方式调整带来的改变是一个自发、良性的循环。也就是说，主动权完全在您自己手中。很多长期坚持的患者已经可以慢慢停用药物了（当然，增减任何药物剂量请事先咨询医生）。

饮食和药物——谁更有效？

是时候正视现实了。看得出来，医药行业造福患者的心情十分迫切。因为哪里有高血脂，哪里就有药物的身影。毕竟生命宝贵，不可有丝毫闪失，要时刻提防最坏的情况发生。对于这种现状，我这里有一项非常现实的对比研究。这项研究以以下问题为出发点：有多少患者需要通过服药来避免一次心肌梗死或脑卒中？又有多少服药患者出现了严重的副作用？作为对照的问题是：调整饮食的疗效有多显著？

1．患高血脂但无心脏疾病的患者

他汀类药物（降脂药）

104名高血脂患者需要持续服用他汀类药物超过5年，才能避免一次潜在的非致命性心肌梗死。致命性心肌梗死是无法仅通过药物预防的。不仅如此，由于药物的副作用，1/2的患者出现了糖尿病症状，1/10的患者出现了肌肉损伤。

地中海饮食法

为了避免一次可能发生的（甚至是致命的）心肌梗死或脑卒中，61名患者"不得不"参照地中海饮食法进行饮食调整。预防效果良好且没有任何副作用，患者的精神状态也好了很多。这是因为健康的饮食有助于身体有效地进行自我修复。

2．经历过一次心肌梗死发作的患者

他汀类药物（降脂药）

为了避免下一次致命性心肌梗死，83名患者服用他汀类药物进行治疗。另外，39名患者通过药物治疗避免了一次非致命性心肌梗死。在这种情况下，服药是有意义的。

地中海饮食法

为了避免一次致命性心肌梗死，30名患者采用地中海饮食法超过5年；而想要防止一次非致命性心梗发作，18名患者要进行饮食调整。饮食调整在促进这些患者心血管健康的同时，也降低了他们患癌的风险。

　　大部分患者看到这样的对比结果可能会感叹："医生在我就诊时竟然丝毫没有提及可以通过饮食调整来恢复健康！"一项研究就此问题对930名心脏科医生进行了提问。其中半数受访者表示，在介绍治疗方法时谈及"饮食"的时长不足3分钟，更是有31%的医生完全记不起自己在医学学习生涯中到底学到了哪些关于营养饮食的知识。还有一个有趣的数据：这些医生中只有20%每天能至少摄入 5 份蔬菜和水果。

　　药物确实是一种治疗手段。我必须强调的是，我并非简单粗暴地让您停止服药，我只是想告诉您，与药物同样重要的是经营好身体这座"生化工厂"——自己的身体还得自己负责。理想的状况是将饮食、运动和药物治疗（如有需要）相结合，从根源上治疗疾病（而不只是消除症状）。如何治疗取决于您的目标：是延缓病程、抑制病情继续发展，还是逆转病情、重获健康。

开——随处可见的廉价血管扩张剂

　　您可以找一位医生问问，看他知不知道这种新的血管扩张剂——Nux-扩张剂®。遗憾的是，德国很少有心脏病方面的医生学者能跟得上研究发展的脚步。到目前为止，Nux-扩张剂®还未被作为药物开具过。没有任何医药公司对这项专利感兴趣。因为过期专利的利润空间十分有限，准确来讲，是数百万年前就到期的专利——数百万年来，自然界不断在人体中进行的"药物试验"已经充分证明了其有效性。从时间跨度来看，这比花几年研究一些人造分子，再用几年时间进行临床试验，最终申请批准新药的医药行业格局大多了。而且医药公司研发出的药物总免不了带来副作用，这也会使一些人担忧。Nux-扩张剂®则被证明完全没有副作用。翻译一下，Nux-扩张剂疗法就是坚果（*Nux*）疗法。每天食用一小把坚果就能为健康带来巨大益处。

　　看到这里，有的读者可能不理解了："为什么要绕这么大一个圈子来引入坚果这个主题？"因为如果我直白地说，坚果能将心血管疾病死亡率降低40%，大多数朋友听了只会礼貌性地点点头。我很擅长读人的表情，在礼貌的微笑之后，这些人通常会想："这个人倒是不坏，就是整天钻研自然、营养之类的概念魔怔了。反正我只相信药物，至少药物的效果都是经过证实的！"

超级食物坚果：减少致命性疾病

　　7项由354 944名受试者参与的大型研究表明，食用坚果能将整体死亡率（包括癌症等各类病因）降低27%，心血管疾病导致的死亡病例则能减少40%。坚果是绝对的超级食物。如果坚果是一种医药产品，它必将成为人人必备的基础药物。在此我想引用一项研究，在这项研究中，坚果确实是作为药物被"开具"的：7 216名50～80岁的男性被研究人员分成3组，第一组受试者在5年内每个月会免费收到500克坚果并服用，第二组则食用双倍的橄榄油，最后一组受试者采取的是地中海饮食法。

　　实验结果表明，仅仅过了5年，坚果组的受试者因心血管疾病而脑卒中的概率降低了50%，死亡率也降低了39%。橄榄油组的非致死性脑卒中概率下降同样明显，但死亡率并没有特别明显地下降。要是坚果能作为药物申请专利的话，医药行业肯定会将它作为研究中的一项重大突破并大肆宣传。可惜坚果并不是药物，仅仅是一种天然产品。

　　激动人心的问题来了：坚果只是单纯降低了患者的死亡风险吗？还是说他们的病情确实开始好转，甚至完全康复了？在前文提及的大型研究中，仅仅经过了两年半的时间，坚果组受试者血管硬化的情况就开始好转了。在橄榄油和地中海饮食法的对照组中却没有观察到这种迹象。我们在这里说的"好转"指的是病情的逆转和损伤的修复，而不仅仅是中断病程的发展。坚果比我们熟知的大多数疗法都要有效。

　　为什么坚果的效果如此出色？因为坚果中含有大量的抗氧化物质，它们能对抗并减少具有氧化性且堵塞血管的脂肪。坚果能够降低血液中总胆固醇、有害的低密度脂蛋白胆固醇和甘油三酯水平（61项研究的荟萃分析）。在坚果中，核桃的降脂效果尤佳（26项对照研究的荟萃分析）。最重要的是，核桃能将血管的收缩能力提高30%，从而使血管更好地保持弹性。那么是否可以将核桃称为"坚果之王"？鉴于核桃在保持血管弹性方面无可比拟的积极功效（10项研究的荟萃分析），我想这个称号并不过分。

我的建议

　　经常有忧心忡忡的女性来找我咨询，说自己的丈夫生病了，却拒绝做出任何改变，在这种情况下，她应该怎么办。我认为，就算是再懒得改变、不愿调整饮食的人，也不会拒绝一小把坚果，趁他看电视的时候喂他吃就行了。

证明坚果对血管健康具有促进作用的荟萃分析

7 项研究，354 933 名受试者的荟萃分析	坚果能将整体死亡率降低 27%，心血管疾病导致的死亡病例则降低 40%
61 项研究的大型荟萃分析	坚果能有效降低总胆固醇水平、有害的低密度脂蛋白胆固醇水平及甘油三酯水平
26 项对照研究的荟萃分析	核桃能有效降低总胆固醇水平、有害的低密度脂蛋白胆固醇水平及甘油三酯水平
10 项研究的荟萃分析	核桃甚至能将血管的收缩能力提升 30%

开——传统的地中海饮食法

采取地中海饮食法的人通常会长寿，因为这种饮食法不仅能降低心肌梗死、脑卒中和癌症的发病率，从而降低总死亡率，还能减轻精神压力，对抗抑郁。其效果之好，仅仅2015年，就有450篇以地中海饮食法为主题的学术研究论文得到发表。大大小小的报刊杂志都开始介绍这种神奇的饮食法。

既然地中海饮食法对健康的促进效果如此显著，大家肯定想知道这一套饮食法中对健康真正有影响的关键是什么。是否存在某种关键食物，只要改变它的摄入量就能使地中海饮食法更有效？哪种食物能抑制心血管疾病的发展，甚至能实现逆转血管损伤？是否有更好的方法能治疗或预防可能会危及生命的疾病？

地中海饮食的秘密

20世纪50年代，研究人员发现，希腊克里特岛居民患心肌梗死的概率是美国的1/20。从1960—1990年这30年间，克里特岛居民患心血管疾病的概率增加了10倍，但他们消耗的橄榄油和沙拉数量并没有发生变化。究竟是什么升高了心血管疾病的发病率？其实，在克里特岛的传统饮食中，90%是植物性食物。1950年，这里的经济尚不发达，人们几乎没机会食用肥腻的肉类，主食也只是全麦，蛋白质的来源以豆类为主。但1960年以后，越来越多含饱和脂肪酸的肉类出现在当地居民的餐桌上。再加上进口的精面、加工食品和糖——导致心血管疾病发病率升至原来的10倍。

有人肯定会说："哎呀，这只是人口统计把越来越多的人囊括进来的结果，是个有趣的故事，至于事实是否如此……"我十分欣赏这种怀疑精神。为此，研究人员设计了一个传统地中海饮食指数，并在大量研究中——通过超400万名参与者的实验验证了该指数。这个指数在端粒一章中已经提到过。11项研究结果显示，严格遵循地中海饮食法规划饮食的受试者患心血管疾病以及因其死亡的概率比不遵循该饮食法的受试者低25%。将比较对象换成现代主流饮食法的话，地中海饮食法甚至能降低45%的心血管疾病患病风险，地中海饮食法的优势是显而易见的。

以上研究的是地中海饮食法对心血管疾病的预防作用。那么对于心血管疾病患者来说，这种饮食法的效果如何呢？4项由12 900名心血管疾病高危患者参与的研究得出了如下结论：严格遵循地中海饮食法的患者比不严格遵循地中海饮食法的患者更不容易产生心血管疾病导致的严重后果（包括死亡）。两组患者之间的差距达到了40%，而且对于这些高危患者来说，研究人员并不需要经过十几年的长期观察才能确定疾病是否对患者产生了严重影响。一般只要2～4年，地中海饮食法对人体健康的积极作用就会显现。在这段时间内，饱和脂肪会被植物中的优质脂肪替代。所以现在除了Nux-阻化剂以外，医生也可以推荐患者采用地中海饮食法，想必能取得不错的效果。

　　既然地中海饮食法对心血管健康的促进作用如此之大，那其中有没有哪些特定的食物（或者"超级食物"），发挥了关键作用？当然有，如坚果、蔬菜、水果、豆类和全谷物。还记得克里特岛居民以前的饮食特点吗？90%的植物性食物，加上鱼类，这就是有益于心血管的饮食配比。

开——超级果蔬

　　看到这个标题，很多人可能不理解："既然你说脂肪才是心血管健康的最大影响因素，提蔬菜和水果干什么？"蔬菜和水果的用处可大了。药物只能对人体内个别新陈代谢过程产生影响，但蔬果却能同时作用于多个代谢过程，相当于一种完全没有副作用的"多任务疗法"。

- 许多蔬果内含有丰富的维生素C，有助于降低血脂氧化速度，使它们不容易在血管壁上沉积。蔬果中的钾具有降血压作用。
- 蔬果中含有能增强血管弹性的物质。
- 炎症会对血管造成极大损伤，而大部分蔬菜和水果能够显著减少炎症。
- 膳食纤维能够降低血脂。

　　"增加、降低……有没有具体的数据能验证蔬果的效果？"2017年一项汇集了142项研究结果的大型荟萃分析显示，适量摄入蔬果能将患心脏病的风险降低24%，脑卒中风险降低33%，心血管疾病风险降低28%。并且蔬果的摄入量与健康状况成正比，摄入越多越健康。

　　所谓的"多"到底是指多少呢？其实我们在之前的章节提到过：在进化过程中，人类每天摄入的植物性食物大约为7～9份。从上文的综合分析结果不难看出，人类的身体已经适应了大量的蔬果摄入，这也是进化的结果，符合自然规律。每多食用200克蔬菜和水果，患病的风险就能降低8%；每天补充800克蔬果将使我们保持最理想的健康状况。800克也就是7～9份蔬果的重量。人类的机体及其内部新陈代谢过程经过数百万年的进化，最终得出了对身体最有利的摄入量。多食用蔬果，尤其是蔬菜能调节我们的整体健康水平，这是加工食品绝对做不到的。

　　我建议不要只想着自己少食用了什么，这只会减少您的满足感。请往"多"处想，比如多放一些水果在触手可及的地方，餐盘中多盛一些沙拉，这样就能自然而然地减少不健康食物的摄入。学学意大利人是如何享受生活的：头盘沙拉开胃，每道主菜都配一些蔬菜，将水果作为餐后甜点。但请注意，虽然水果中的糖优于精制糖，但也要适量食用，摄入过多对身体也有害。

　　说了这么多蔬果的健康功效，有人难免会问："哪些蔬菜和水果最健康？"在前文提到的142项研究中，研究人员对数十万名受试者进行了对比分析，结果发现，有益于心血管的超级食物包括柑橘类水果、苹果、十字花科蔬菜等绿叶蔬菜、番茄、洋葱和大蒜。富含抗氧化物质的蔬菜和水果预防心肌梗死和脑卒中的效果特别显著。

　　在席卷现代社会的低碳饮食潮流下，很多人对食用水果有一些抗拒心理："水果含糖量高，食用会胖吧？"但研究表明，适量的水果摄入并没有导致体重增加，因为除糖外，大部分水果还含有大量能产生饱腹感的膳食纤维。

消除对水果的误解后，还有一个实际的问题：柑橘类水果应该如何食用？我的厨房中总是常备柠檬，这种小水果用途多多：新鲜压榨的柠檬汁可以作为沙拉的调味品，可以给炒蔬菜和意面增加一丝爽口的酸味，也可以用于印度等异域风情的美食中，还可以用擦丝器刨一些柠檬的外皮撒在酸奶上，这样会香气浓郁，美味加倍。葡萄柚和橙子可以直接拌入沙拉，以增加一分果香。因为常食用柑橘类水果，擦丝器已经成了我家厨房中不可或缺的小工具。我还会自己榨果汁，因为超市中大部分瓶装果汁的营养物质含量远不如新鲜水果。

如果您觉得一般的沙拉味道寡淡，大同小异，长久食用没有新鲜感，可以试着换换蔬菜，比如用芝麻菜替代球生菜。一份芝麻菜中的营养物质可达球生菜的10倍。您也可以用苹果、橙子等美味的水果、香脆的坚果和气味浓郁的香料来丰富沙拉的口味。酱汁也可以千变万化：柠檬黄芥末橄榄油、柠檬酸奶咖喱酱、意大利香醋……过不了多久，您就会爱上沙拉，每天都想吃。但需要注意的是，酱汁要尽量天然，含有劣质脂肪、过多精制糖以及添加剂的酱汁会抵消蔬果带来的益处。最近一位来我这儿咨询减肥事宜的患者抱怨："蔬菜的烹饪方式有限！"对此我的回应是：超市中常见的蔬菜有40多种，而常见的肉类只有猪肉、牛肉和鸡肉，蔬食料理能做出无穷无尽的花样。

开——豆类：被遗忘的超级食物

辛勤工作了一天后，您满身疲惫地带着新增的皱纹上床睡觉，第二天起床后又如获新生，精神充沛地投身新一天的工作。这是因为夜间蛋白质更新最为高效，细胞也会在这段时间内利用蛋白质进行修复和交换。在新冠肺炎疫情中，大多超市包装的干意面货架都被抢购一空了，难道大家还觉得自己腰部的脂肪不够厚吗？细胞更新需要的是蛋白质，不是意面这种单一的碳水。蛋白质能增强人体免疫系统，帮助人们保持身材、维持健康。最重要的是，它是我们生命的基石。我最畅销的作品就是《蛋白质的秘密》。哪些植物蛋白质含量丰富？豌豆、菜豆、小扁豆和鹰嘴豆，它们含有丰富的蛋白质，战争时期人们选用豆类作为储备粮也是出于这个原因。

您多久没品尝过美味的豆类菜肴了？我指的不是德国那种与肥肉一起煮到软烂的小扁豆杂烩，而是开胃的意式豆类头盘、浓郁的阿拉伯鹰嘴豆泥（胡姆斯）、缤纷的小扁豆沙拉、辛香的印度扁豆咖喱、热辣的墨西哥炖菜豆、别具亚洲风情的豆腐以及常作为配菜的可口豌豆泥。

豆类富含蛋白质、膳食纤维以及丰富的营养素。它们能维持人体血糖稳定，带来持久的饱腹感，因此也是一种减肥必备食物。豆类最显著的特点是蛋白质含量丰富，每100克豆类含有20～24克蛋白质。而且豆类不含对人体有害的饱和脂肪酸，这是另一个优点。在沙拉中撒几颗小扁豆，或在煮汤时随手加一些白芸豆，就能有效提升此餐的蛋白质含量。那么豆类与心血管健康的关系如何呢？首先用数据说话：研究人员发现，世界上以豆类为主食的地区居民心血管疾病的发病率显著低于其他地区，这一现象被称为"墨西哥悖论"。在这一悖论下，比起较为富裕、有财力食肉的美籍墨西哥人，以豆子为主食的墨西哥本地居民患心血管疾病的概率要低得多。世界上心血管疾病发病率最低和人均寿命最长的地区居民都经常食用豆类，比如日本冲绳（黄豆）或地中海地区（白芸豆）。一项新的荟萃分析表明，豆类能将心血管疾病的发病率降低10%（6项研究，367 000名受试者）。此外还有10项临床研究证实，食用豆类能显著降低人体总胆固醇和有害的低密度脂蛋白胆固醇（LDL）水平，这要归功于豆类中含有的丰富膳食纤维。虽然这些研究的对象仅仅是西方传统饮食中常见的豆类，不包括黄豆。但黄豆对心血管疾病的预防功效也早已得到研究证实：黄豆能有效降低人体LDL水平（46项研究的荟萃分析）并预防心血管疾病（10项研究的荟萃分析）。

　　豆类的降血压效果也非常明显。在8项相关研究中，554名受试者被"投喂"不同的食物：第一组的饮食以豆类为主，第二组则食用豆类以外的其他食物。第一组的血压明显降低。正是基于这些实验结果，美国心脏病学会才将黄豆等豆类列入他们的推荐饮食清单。

　　但对于很多人来说，食用豆类会出现一个小问题：容易胀气、放屁。其实，是否胀气是由您的肠道菌群状况决定的。在饮食调整约两周后，您的身体会形成新的肠道菌群，使胀气现象得到缓解。

　　兜兜转转又回到一个本质的问题：豆类如何食用？大豆制品在西方饮食中还是个新鲜事物，但在亚洲，黄豆可是蛋白质的重要来源。一般能成型的豆腐块儿都是由煮熟的黄豆加工而成的。豆腐的蛋白质含量高达12%且不含任何饱和脂肪酸。提到豆腐，您会想到什么？是寡淡无味的素肉、毫无口感的素香肠，还是健康食品商店里素食专区的货架？这是西方人对豆腐的刻板印象，亚洲人不会这么食用。告诉您一个烹饪小窍门：先将豆腐煎出香脆的表皮，再加入酱油等佐料，最后大火收汁。或者煎炒之前先用香料、酱油或柠檬汁腌制一下，使调料的味道更好地渗入豆腐中。您可以试着用豆腐来替代肉类，使血管畅通无阻！

减肥！为了心脏和血管

过度肥胖是心脏和血管健康的天敌，而目前1/2的德国人体重都是超标的。肥胖会导致血压升高，重新回顾一下前文中举过的例子：高血压、肥胖状态下血管的工作状态，就像是轮胎充气太足的汽车行驶在坑洼不平的路面上一样，可能开不了多长时间，轮胎就会爆炸，血管也是如此。在所有死亡案例中，60%都是高血压导致的。此外，脂肪细胞还会释放约70种物质，导致血压和血脂继续上升并加剧炎症反应。而炎症会损伤血管和大脑并导致一系列疾病。超重人群脑卒中的风险是体重正常人群的2倍，患心血管疾病的风险是体重正常人群的3倍，而患糖尿病的风险是体重正常人群的30倍！中度肥胖（BMI > 30）会使寿命缩短2～4年。严重肥胖者（BMI > 45）甚至会比体重正常人群少活6～10年。对于这类人群来说，减肥是当务之急！

开和关——及时改变脂肪摄入类型

在前文中我们已经对饱和脂肪酸的危害有所了解，那么饱和脂肪酸对心血管的损伤具体体现在哪些方面？答案很简单：饱和脂肪酸会提升有害LDL的水平，从而损伤血管。人类数百万年的进化决定了我们的心血管系统很难承受如此大量的脂肪累积。早期人类通过狩猎和采集维生，原始人类的饮食结构以果实和叶片为主。当然聪明的人类还能时不时成功捕获一只猎物，为自己加道荤菜，只不过"开荤"并不是那么容易。此外，同样是畜肉，以前与现在最大的区别是：现代社会圈养的动物脂肪含量为20%～25%，而石器时代的野兽则"精干健美"得多，脂肪含量只有5%～9%。所以原始人的饮食其实是非常健康的：高蛋白、低脂且富含植物性营养素（如莓果、根菜和绿叶蔬菜）。反观现代人的饮食，超过1/2的德国人将肉类（尤其是加工肉类）视为最爱（53%），紧随其后的是意面（38%）。我们摄入的饱和脂肪酸总量超乎想象，几乎达到了原始人类的2倍。

椰子油：消费者欺诈典型案例

在我的"健康脂肪"讲座上，"椰子油"主题总能引起听众的强烈反应——一种认知的颠覆。多年来，消费者在各种商业宣传、网红博主造势及虚假研究的影响下，逐渐形成了关于椰子油的错误认知。在我眼中，椰子油可以称得上是当代广告业和社交媒体利用强大影响力欺骗消费者的典型案例。即使是原来持怀疑态度的消费者，在此攻势下也开始追捧这类产品。搜索引擎最大的问题是过快地散布未经证实的信息。也就是说，生产商通常利用虚假的医学研究对不健康的产品进行宣传。宣传的第一步就是给产品取一个好听的名字，如椰子油。"椰子油"这个名字听起来比"椰子油脂肪酸二乙醇酰胺"天然健康多了，尽管两者是同一种东西。这种略带甜味的植物性油脂带着一丝来自热带的异域风情，看起来无辜又诱人。这个名字让消费者更容易接受这种产品具有"预防心梗""增强免疫力"等各种未经证实的健康功效，而且这些宣传页面通常附带"贴心"的商品推荐。

椰子油被大肆宣传的健康功效很少被科学研究证实。商家引用的研究，要么是广泛粗略的群体研究，要么是数据不准、控制不精、设计不当的非权威研究。椰子油相关的研究大多受到原产国的所谓出口赞助，并且一般通过一些伪科学渠道发表。这些渠道的最大作用就是让食品工业为自己的产品增加一些所谓的说服力。这些虚假信息如同幽灵般潜伏在互联网的各个角落，并抓住一切可乘之机向消费者渗透。这样的催眠渗透实际操作起来并不难。最典型的例子是一项关于"巧克力能够减肥"的研究。这项研究是由两名记者撰写并通过相关利益渠道发表的，之后得到各大媒体的传播，最后两名记者出来澄清，这篇研究完全是他们的"玩乐之作"，在真实性方面禁不起深究，说白了就是学术造假的产物。最先进行造假的是香烟行业，随后肉类和乳制品业也纷纷效仿，椰子油产业也是如此。

椰子油成分的82%都是饱和脂肪酸，而饱和脂肪酸与不健康的LDL有着密不可分的关系。其余的脂肪构成与黄油略有区别，比黄油略微健康一些，但也不怎么样。7项针对椰子油进行的临床研究显示，大量摄入椰子油的受试者体内的LDL水平显著上升了。而橄榄油和菜籽油中的不饱和脂肪酸则能降低血脂，减少血管中的脂肪沉积。

虽然富得流油的椰子油行业不断尝试使用各种手段博得科学家的青睐，但他们的这一目标可能很难实现。因为就算椰子油真的有什么优点，也会被提升LDL水平这一巨大缺点所掩盖。广告中呈现的南洋风情和纯素理念让人完全忽视了椰子油富含的劣质脂肪酸的缺点。饱和脂肪酸会堆积在细胞中并引起细胞堵塞，而大脑的30%由高通透性的脂肪细胞，特别是ω-3脂肪酸组成，所以饱和脂肪酸会阻碍各种物质在大脑中的传递。椰子油脂肪酸二乙醇酰胺不配称作超级食物，它披着植物提取的"外衣"，实则比猪油更危险。

　　世界上哪个地区的人最长寿？联想上文，想必您心中已经有了答案：日本冲绳和地中海地区。这些地区的人到底有什么好的生活习惯，使他们无病无痛直到老年？日本冲绳和地中海地区靠近海边，传统饮食中的荤食多为鱼肉而非加工肉类。这种饮食习惯排除了有害的饱和脂肪酸，并将ω-3脂肪酸作为健康的脂肪来源。我们在前几章已经充分了解了ω-3脂肪酸对大脑和免疫系统的诸多益处，其实，它对各类心血管疾病也具有良好的预防功效，包括急性心源性猝死、心肌梗死、心律不齐、心室颤动、心功能不全等。

　　ω-3脂肪酸的脂肪细胞具有较强的通透性，能更好地传导脉搏波信号，多存在于心周血管中。ω-3脂肪酸还是人体很多激素的主要组成部分，而这些激素能够调控血压、凝血功能和炎症反应，对我们的健康具有重要意义。没有任何一种药物可以像ω-3脂肪酸一样在不引发任何副作用的情况下对如此多的代谢过程发挥作用。总而言之，ω-3脂肪酸对身体各项机能的正常运转起着决定性作用。

　　鱼肉含有丰富的ω-3脂肪酸，因此也算得上是一种超级食物。之前在关于端粒和大脑的章节中，我们也强调过鱼肉对健康的功效。鱼的理想食用频率是一周两次，但是对于很多德国人来说，这个目标显得遥不可及。可以说，ω-3脂肪酸是我们最缺乏的重要营养物质之一。如果测一下ω-3脂肪酸在血液中的含量就会发现，80%的人体内ω-3脂肪酸含量都是低于正常值的。一项最新的分析（13项研究，

127 477名参与者）表明，这种摄入不足会严重影响我们的健康，所以要多食用鱼肉，或者针对性地补充ω-3脂肪酸补充剂。

开——补充膳食纤维：纤瘦、饱足、降脂

一般人最常缺乏的物质之一是膳食纤维。膳食纤维的推荐摄入量为每日30克，但德国人一般每天只能摄入约15克。[①] 原始人类的摄入量可是我们的整整4倍！富含膳食纤维的食物通常口感不是很好，为什么还是必须要食用它们呢？

- 膳食纤维会在胃中膨胀，带来饱腹感。
- 膳食纤维能减缓食物在人体内转化为能量的速度，有助于维持身材（4项研究，115 000名参与者）。
- 膳食纤维能降低血脂。膳食纤维经肠道能运走多余的胆固醇垃圾，如果没有这些"搬运工"，多余的胆固醇就会被身体重新吸收。每天摄入10克膳食纤维就能将人体胆固醇水平降低10%。
- 膳食纤维能降低血糖。它们就像一张大网，使热量在进入血管时放慢速度。负责分解糖类的胰岛素的分泌也因此放缓，被分解进入脂肪细胞的热量也随之减少。除糖尿病外，胰岛素抵抗还会引发各种炎症反应，从而损伤血管。
- 膳食纤维能给人体中的微生物（下一章会着重讲）提供营养。

---

① 编者注：截至2020年年底，我国居民的日均膳食纤维摄入量仅为10~15克。

膳食纤维在人体各种机能的正常运作、维持血管健康方面都具有重要意义。在下面的表格中，我列出了相关的研究及成果，帮您更好了解膳食纤维对健康的有益作用。

膳食纤维有益健康的相关研究及成果

7 项研究，158 000 名参与者	受试者患冠心病的风险降低了 29%
4 项研究，134 000 名参与者	受试者脑卒中的风险降低了 26%
24 项研究	膳食纤维有助于降低血压
15 项研究	膳食纤维有助于降低糖尿病患者的血糖及糖化血红蛋白值
28 项研究	补充膳食纤维（营养补剂）有助于降低血压
21 项研究	补充膳食纤维（车前草）能显著降低血脂
8 项研究	补充膳食纤维（车前草）能使 LDL 降低 7%

哪些食物的膳食纤维含量丰富？很多水果、蔬菜、坚果以及燕麦等全谷物外皮都含有丰富的膳食纤维。与之相反，肉类、高度加工食品、市面上90%的面包、米和面几乎不含膳食纤维。如果缺少膳食纤维，多余的胆固醇就不能被运出体外，心血管疾病的发病也就成了必然。试想一下，如果市内环卫工人罢工，市容市貌必定惨不忍睹。体内环境也是同理。

既然膳食纤维如此重要，我们是否应该进行有针对性的补充呢？补充水溶性膳食纤维能够降低血压（28项研究）、血脂（21项研究）和血糖（15项研究）。对于大多数人来说，一天摄入7～9份植物性食物并非易事，所以服用膳食纤维补充剂是有必要的。

肉类还是植物：恶化、停止还是逆转

再来做点简单的计算。首先来算一算有益血管的食物积分：一份水果：+1，一份蔬菜：+1，一份豆类：+1，一把坚果：+1，一份膳食纤维：+1，最终得分为5分，是个不错的高分。不难发现，摄入的植物性食物数量和种类越多，得分就越多，饮食在为健康做加法。同时我们还要做减法：含有大量动物性饱和脂肪酸的奶酪：-1，香肠：-1，肥肉：-1，黄油：-1，全脂乳制品：-1。10分满分，超过10分则意味着您彻底关上了心血管疾病的"水龙头"。选择健康饮食方式不仅能中断病程的发展，还能实现逆转，使身体完全恢复健康——要走多远完全取决于您的目标。在一项又一项荟萃分析中，素食者的血脂、血压更低，体内炎症更少，他们鲜少患心血管类疾病。这一最终对比结果是建立在对上百项研究的荟萃分析之上的。其中部分研究持续了相当长的时间，直到最近3年才得出上述结论。就连我也没有想到，最终的对比结果会如此直截了当。

我说这些，并不是想劝您茹素吃斋。我想说明的一点是：我们的身体需要均衡的饮食，之所以强调植物性食物的好处，是因为我们日常摄入的肉类尤其是不健康肉类太多了。数百项研究表明，将日常饮食的90%调整为素食可以缓解血管钙化问题，如果同时改变其他生活方式，甚至可能修复一些严重损伤并逆转代谢问题。健康饮食、积极运动、减少压

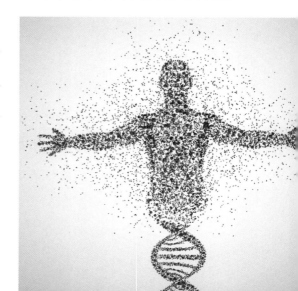

力——改变生活方式一定会为您带来惊喜。

开和关——您的修复基因

除直接影响心血管之外，饮食还会影响基因，从而间接地影响心血管。基因存在展开和折叠两种状态（表观遗传学）。只有展开状态的基因才能读取人体内的各种新陈代谢和修复程序，使身体掌握对心血管疾病的控制权。正是这一现象引起了研究人员的兴趣。他们将患有严重心血管病的126名受试者分为两组，第一组受试者参与生活方式项目，减少饱和脂肪酸的摄入、增加运动量、减少压力，做出生活方式的调整。第二组受试者则作为对照组保持原来的生活方式，通过服药治疗疾病。实验开始12周后，研究人员就从第一组受试者中观察到了26个发生变化的基因。一年之后，发生变化的基因数量达到了154个，一些重要的表观遗传学特征也发生了变化。针对这些基因的具体分析显示，这些基因与动脉硬化、炎症、血管功能、细胞氧化、血脂和血糖调节有着密不可分的关系。而对照组的基因却没有发生变化。也就是说，营养物质可以对我们"生化工厂"中重要的"数据库"起到调节作用。药物能快速起效、稳定病情，为您赢得一些时间。但终止或修复损伤只能通过正确的生活方式对基因进行调控实现。

我还想举一个例子来说明饮食对基因的强大影响。在另一项研究中，一些前列腺癌患者同样参与了上文提到的生活方式项目。研究人员分别在试验刚开始和开始后3个月提取受试者前列腺组织的切片，结果发现，受试者平均有48个基因活性提高了，而453个基因活性降低了。被抑制活性的基因包括能促使癌症发展和肿瘤细胞增殖的重要基因。

　　这两个例子清晰呈现了饮食对健康的强大影响，以及我们在健康方面具有的压倒性主动权。人体数百万年进化出了一套完备的开关系统。通过摄入营养物质，启动体内上百个基因开关，控制各种生命程序，完成药物无法实现的精细调节，从细节处实现对健康的整体把握。

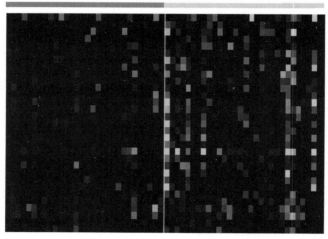

（左图）参与生活方式项目前；（右图）参与生活方式项目 3 个月后
营养饮食能够激活我们体内成百上千个健康开关。右图展示了参与生活方式项目 3 个月后的基因图：48 个基因的活性提高了，453 个基因活性降低了。从这张对比图中，我们可以看出营养饮食蕴含的巨大潜力（图片显示的只是整个基因研究中截取出的一个极小部分）。

饮食与营养物质补充并不矛盾

　　"天然食物有那么多益处，还有必要补充营养物质吗？"说真的，我不理解为什么德国人总在讨论这种教条主义的问题。很多德国人一天无法摄入7～9份蔬菜和水果，这是明摆着的事实。是的，是7~9份，而不是我们常说的5份——5份只是最少摄入量！就算是注重饮食健康的人，每天大多也只能摄入2～3份，连最小摄入量都达不到。大部分人一天甚至只摄入1～2份蔬果。理想情况下，我们的饮食关键词当然是：每天、5份、蔬菜、水果、每周、两次、鱼肉、健康脂肪。但是，理想之所以成为理想，是因为我们在日常生活中不一定能长期坚持这种饮食方式。阻力无处不在：有些人每天都承受着巨大的工作压力，有些人面临无尽的差旅奔波，有些学生或住院患者除了食堂以外别无选择，也有些人独居又不善烹饪……难道这些人就应该放弃自己的健康吗？如果不补充营养物质的话，老年人以及必须服用特定药物的患者应如何满足他们的营养需求？

41%的德国人偏好预加工好的方便食品，27%的人不喜热食，16%的人完全不食用鱼类，其余的人虽然饮食相对均衡，但最多只能摄入推荐量一半的营养物质。德国人的餐桌已被方便食品占领。联邦卫生部组织的大规模调查显示，大部分德国人都缺乏维生素和矿物质。

在"逆转及预防心脏病"项目中，奥尼什教授推荐项目参与者补充复合维生素产品，从而增加镁、ω-3脂肪酸和维生素D的摄入。为了进一步破除德国盛行的"营养补充有害论"，下面我以表格的形式说明补充维生素对人体健康的重要性。人体这座大工厂需要的核心营养物质约有45种，其中最为重要的包括6种矿物质、14种微量营养素、13种维生素和ω-3脂肪酸。只有当这些营养物质全部供给充足时，身体才能实现良好的自我修复。

镁对血压、血脂、血糖的影响	
34 项研究的荟萃分析	双盲控制法下的安慰剂对照试验表明，镁有助于降低血压
9 项研究的荟萃分析	摄入镁有助于降低糖尿病患者的空腹血糖。对于没有糖尿病的正常人来说，镁有助于改善胰岛素抵抗
8 项研究的荟萃分析	受试者患心血管疾病的风险降低了 20%
40 项研究的荟萃分析	通过对比，研究人员发现，比起血液中镁水平较低的受试者，体内镁水平较高的受试者患糖尿病的风险降低了 26%，发生心脏衰竭的风险降低了 31%，脑卒中的风险降低了 12%
钾对血压的影响	
40 项研究的荟萃分析	钾有助于降低血压
维生素对 xxx 的影响	
3 项关于 B 族维生素研究的荟萃分析	B 族维生素能将脑卒中的相对风险降低 27%
18 项关于 B 族维生素研究的荟萃分析	B 族维生素能将脑卒中相对风险降低 18%
11 项关于维生素 C 研究的荟萃分析	每增加摄入 100 毫克维生素 C，受试者脑卒中的风险就会下降 17%。6 项研究对体内维生素 C 水平不等的受试者进行比较发现，体内维生素 C 水平最高者脑卒中的风险比维生素 C 水平最低者低 38%
29 项关于维生素 C 研究的荟萃分析	维生素 C 有助于降低血压

狄克先生的故事

"我今年 40 岁，服用降压药多年，体重超标 15 千克。去年我开始服用各类营养物质，补充膳食纤维、矿物质、维生素、ω-3 脂肪酸。起初我并没有抱太大希望，只是想多少为自身健康做点什么，让自己的精神稍好一点。但很快我发现自己的工作效率提高了，也没那么容易疲劳了。更出乎意料的是，我多年的高血压降到了正常范围。要知道，我进行营养物质补充的初衷并不是降血压！就这样，我在既没有减肥也没有改变饮食的情况下摆脱了降压药。对于当时并不知道背后科学道理的我而言，这像是一个奇迹。"

在我看来，这位患者的"奇迹论"非常有趣：成功降低血压的并非药物，而是各种维生素等营养物质。随着科学的进步，很多医生和患者逐渐开始对药物极度迷信，而忽略了一个再简单不过的事实：营养物质是人类在数百万年进化过程中用来调节血压的天然良方。钾、钙、镁等矿物质以及 ω-3 脂肪酸都是稳定血压必不可少的微量营养素。在调节血脂方面发挥不可或缺作用的营养物质主要是可溶性膳食纤维，这类膳食纤维能够促进肠道中的有害胆固醇排出体外。此外，可溶性膳食纤维和镁还具有调节血糖作用。所以，之前的"奇迹论"其实应该倒过来说：药物如果能根治疾病，才是奇迹。饮食与营养物质有益健康的功效经历了数百万年自然科学的反复证实，是深深写入我们基因程序的铁律。

结论：饮食与血管

一旦超过30岁，血管中就会出现脂肪沉积。这种沉积会随时间而增加，逐渐加剧血管损伤。心血管疾病是全球第一致死疾病。医药行业一贯通过药物缓解心血管疾病带来的痛苦，但实际上，饮食、减重和运动才是阻止心血管疾病发展的有效手段。饮食和运动能提高特定基因的活性，在这些基因的作用下，人体就能完成自我修复。

要想保持血管年轻并阻止心血管疾病发展，您首先要做的是选择健康的食用油并加大日常饮食中营养物质的占比。传统地中海饮食中90%都是植物性食物，这种饮食法经过科学证实，能有效促进心血管健康。增加植物性食物占比能提高新陈代谢及人体自我修复效率。与大部分西方人的饮食方式相比，地中海饮食并不繁琐，味道也丝毫不逊色，是一种易于操作、值得尝试的饮食方法。如果您做不到每天摄入7～9份蔬菜，也可以补充膳食纤维、镁等矿物质、ω-3脂肪酸或者复合维生素营养补充剂。

滋养好微生物，健康由内而外

　　严格来说，我们体内有一半细胞并不属于人体，而是微生物细胞群。这些"居民"身量虽小，但对健康作用巨大。有时它们勤恳工作，为创造良好的体内环境而努力；有时它们却集体"暴动"，对健康形成威胁。微生物细胞群有助于人体消化、支持大脑工作、进行情绪和体重调节，但也可能引发疾病并加速衰老进程。如何才能使微生物细胞群这把"双刃剑"为己所用？微生物细胞群青睐什么饮食方式？哪些食物会引发它们"暴动"？您是否问过自己的身体："您想吃什么？"

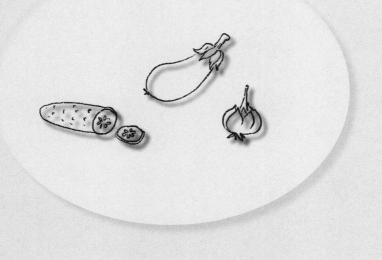

微生物群的重要性

其实从严格意义上来说，人类是否应该算一种微生物细胞群与人的杂交动物？一种最终话语权由微生物细胞群掌握的混合生物？人体基因物质中只有1%属于人类基因，如果少了微生物细胞群的帮助，我们根本无法存活；人体细胞在所有细胞中所占的比例仅有43%，还不到一半。所以，低估这种经过数百万年进化得来的共生系统的作用是非常愚蠢的。而微生物细胞群也确实赋予了我们超人般的新陈代谢和免疫功能。微生物细胞群就像人体中负责新陈代谢的超级器官，您可以与微生物细胞群互帮互助，将它们作为提升健康状况的重要突破口。

您摄入的食物是微生物细胞群的营养来源。如果得不到足够的营养，原本有益的微生物就会摇身一变，变为可能威胁健康的敌人，而且这些敌人数量庞大，动辄上10亿。肠道是这些微生物细胞群的主要聚居区之一，这里生活着超过1 000种（39万亿细胞）微生物。其他微生物则主要聚集在口腔和皮肤中。分享一个冷知识：小小手掌上的细菌数量便超过了地球人类的总和。保持体内微生物的健康稳定可以使身体不易受真菌、细菌和病毒感染。我们再来看看口腔，每次接吻都有8 000万微生物随体液发生了交换。伴侣亲吻频率较高时，他们唾液中的微生物就会变得非常相似。接吻可以让人接触到更多微生物群，从而提高免疫力。

科学大爆炸：人体内的新世界

10年前，科研水平尚不发达，90%的研究用微生物都无法通过如今的实验室手段培养，所以我们对人体肠道微生物的工作方式知之甚少。全自动微生物基因分析技术的出现为相关研究带来了突破，也彻底改变了我们对人类自身的认识。这项技术可以针对广大肠道"居民"进行细致的"人口普查"，使人类第一次对自己肠道内的共生者及其重要性有所了解。简单说来，这一技术是通过实验室机器人和电脑借助高科技基因序列解析技术，对来自世界各地人类的粪便进行全自动分析，从而制成一张世界范围的微生物图谱。一份粪便样本就含有2 000多万微生物基因。这是目前为止规模最大的基因研究项目，是一次科学的远征。与此相比，早先声势浩大的对人体20 000个基因进行基因组测序的工程都显得微不足道。此项目之后关于人体菌群的研究呈爆炸式增长。截至2000年，谷歌学术上这方面的论文已达到6 600篇。2010—2020年的10年间，又新增了21万篇该方面的科研论文。

　　现在学界对肠道微生物有了更深的认识：这些不起眼的微生物能影响人的大脑功能及精神状态，决定人是精神焕发或疲惫不堪；它们还能支配人体免疫系统、控制基因的读取和新陈代谢的效率。很多疾病的发展也受到这些小小细菌的影响。研究还表明，现代相对单一的加工食品主导的饮食通常会对肠道微生物产生持久的消极影响，最坏情况下甚至使它们失去活性。人体内微生物的多样性逐渐减少，从而导致健康状况恶化。人类在数百万年的进化过程中发展出了这套与体内微生物共生共存的系统机制，并将其传给下一代。在长期不健康、不合理饮食方式的影响下，人体内微生物数量的减少最终会导致体内剩余的微生物无法发挥应有的作用，从而引发身体机能紊乱和各种健康问题。在深入了解对微生物有益的生活方式之前，我想先介绍一下这些"共生者"——微生物的日常工作，并由此阐明它们对人体的重要性。

　　下列疾病的产生与肠道微生物群的健康状况直接相关。

> **胃肠疾病：** 胀气、便秘、消化不良、腹泻、食物不耐受、肠应激综合征、真菌感染、肠漏、肠胃炎
>
> **自身免疫性疾病：** 类风湿关节炎、克罗恩病、系统性红斑狼疮、哮喘、过敏、牛皮癣、湿疹
>
> **体内炎症：** 心血管疾病、人体老化
>
> **神经疾病：** 抑郁、多动症、阿尔茨海默病、帕金森病、自闭症

　　"表格里列了这么多病……是不是夸张了些？小小微生物竟然会对健康产生如此大的影响，难以想象。"没错。微生物的世界正是如此神奇，单独写一本书都不为过。但在本章中，我只想带各位领略一下体内菌群的概貌，了解这些微型"共生者"的工作方式，从而激发您健康饮食、培养良好生活习惯的热情，并与体内微生物形成良性互动。微生物群的作用可以通过粪菌移植得到最直观的体现。粪菌移植是一种新兴的治疗肠道疾病的方法，具体来讲就是从健康人的粪便中提取功能正常的微生物群，移植到肠道疾病患者的肠道内，对其肠道中失衡的微生物群进行调节。现在这种新的治疗方式正在极速发展，并取得了显著成效。

微生物与情绪

　　我们的情绪和精神状态会受体内微生物群影响。在一个有趣的实验中，研究人员分析了34名抑郁症患者体内微生物的基因状况，并将其与33名健康受试者的体内微生物基因状况进行了对比。结果表明，

抑郁症患者肠道微生物群的多样性明显不如健康受试者。在明确了这一点后，研究人员又将患抑郁症小鼠的粪菌移植到健康小鼠肠内，并有了惊人的发现：接受移植的小鼠出现了行为方面的改变！它们开始表现得郁郁寡欢、烦躁易怒，其体内的快乐激素（神经递质）代谢也产生了变化。以上实验结果表明，体内微生物群确实会影响宿主的情绪。微生物群数量和种类的变化并不受抑郁症影响，而是造成抑郁情绪的原因之一。很多其他动物实验也表明，抗压能力差、容易受惊等行为表现都与肠道微生物群有关，并能随微生物群的转移"传"给其他动物。饲料中抗生素或脂肪含量的增加也会导致受试动物体内微生物数量的锐减。接受这些动物肠内粪菌移植的其他动物行为方面的消极表现也会随之增多。

"微生物如此重要，那到底是我们控制着微生物，还是微生物主宰着我们？"不要怀疑，我们才是拥有主动权的一方！因为您的饮食和生活方式会影响体内微生物群的构成及其工作效率。健康的饮食能增加体内微生物的多样性，而不健康的饮食则会导致这些"共生者"无法摄取充足的营养，也就无法正常工作。说到底，您才是自己体内微生物的主宰者，它们吃什么完全掌握在您手中。肠道微生物群越丰富，对精神状态的积极作用越明显，在稍后的"麦当劳试验"部分我会进一步的讲解。

"那我们是否需要补充益生菌？"益生菌是对人体有益的活性菌群，常见于酸奶等食物中。越来越多的研究开始着眼于特定菌种与人类情绪的相互影响。有些菌类甚至因为它们对情绪具有强大的调节作用而被冠以"情绪益生菌"或"益心菌"的称号。4项临床研究证明了这些微生物具有提振情绪和抗抑郁的显著功效。虽然关于"体内微生物与情绪"这一主题的研究有待进一步深入，但益生菌对情绪的良性影响是确凿无疑的。所以补充益生菌产品对解决情绪问题、改善精神状况非常有帮助。当然您也可以将重点更多地放在饮食上，通过健康饮食来改善体内微生物群的生长状况，从而获得持久的幸福感。

微生物与体重

不仅仅是情绪，就连体重超标这类健康问题也与体内的微生物脱不开干系。在一项相关研究中，研究人员将超重受试者和体重正常受试者的粪菌分别移植到不同的小鼠肠内，肠内带有超重受试者粪菌的小鼠很快变得肥胖；而接受体重正常受试者粪菌移植的小鼠体态则变得更轻盈。这种现象产生的原因是什么？其实很简单，饥饿感和饱腹感由肠内微生物群释放的物质参与传递的。接受超重受试者粪菌移植的小鼠更容易饥饿，也更难产生饱腹感，于是食量增加了。需要补充的是，如果保证小鼠的食量相同，两组小鼠的体重就不会有太大的差别，这说明两组小鼠的消化系统基本不存在差异或消化系统的差异并不影响实验结果，换言之，这两组小鼠的体重变化并不是消化系统差异导致的。

"我们何时进食，每顿进食多少，这些细节也与肠道微生物群有关吗？"是的。说出来您可能不信，肠道微生物群会影响我们的进食欲望。它们会释放特殊的物质，引发我们对特定食物的渴望。而肠道微生物群的健康和营养状况与您自身的状态和饮食摄入情况密不可分。研究表明，胖人与瘦人的肠道微生物群组成不尽相同。

"既然肥胖与肠道微生物群有关，我们是否可以调整体内这部分微生物的状态？"可以。对此曾有过一项有趣的试验：研究人员将肥胖小鼠的粪菌移植到原本苗条的小鼠肠道，结果如研究人员所料，这些小鼠的体重都呈波浪式增长。此外，在肥胖小鼠成功减重后，再把它的肠道微生物群移植到苗条小鼠肠道，被移植小鼠的体重还是会出现起伏式增长。肠道微生物群的构成需要至少6个月才能逐渐稳定下来，并发挥作用。这也就意味着，您在减重时肠道微生物群也会随之变化，但这种变化是一个缓慢、逐渐推进的过程。所以减肥时坚持补充益生菌和保持健康的饮食习惯对于巩固减肥成果来说格外重要。有趣的是，如果能长期保持上述习惯，对甜食和肉类的渴望就会逐渐减弱，并在体内益生菌的作用下爱上水果和蔬菜。这是一个奇妙的良性循环：正确的饮食习惯带来新的有益菌群，新的有益菌群又释放新的进食信号，从而增加我们对健康食物的热情。

"益生菌是否有助于减肥？"目前学界正在积极研究的一个问题是：减肥期间对肠道微生物群进行有意识的调控会产生怎样的影响？一项建立在25项实验研究、1 931名受试者数据基础上的荟萃分析表明，补充益生菌确实能带来更好的减肥效果。

微生物与疾病

大家应该都听说过帕金森病，这是一种常见的老年神经系统退行性疾病，多发于60岁以上的老年人群。假设我们现在将一名帕金森病患者（人类）的粪菌移植到小鼠体内，而小鼠本身的基因决定了其可能患帕金森病，这种条件下的粪菌移植会对小鼠产生什么影响？结果令人吃惊：接受帕金森病患者粪菌移植的小鼠很快患了帕金森病。作为对照，接受健康人粪菌移植的小鼠则没有出现帕金森病的症状。

上述粪菌移植试验已经给出了清晰的答案：肠道菌群与疾病的形

成之间存在因果关系。不仅是帕金森病，其他疾病的相关研究也得出
了类似的结论。也就是说，您与自己体内的微生物是共生合作关系。
如果您不能为它们提供良好的工作条件，它们很可能会罢工、抗议，
甚至与您对立，为您的健康埋下隐患。

微生物与感染：体内生态系统

人体内的微生物在抵御病毒、有害细菌和真菌方面发挥着重要
作用。通过接下来的研究您会看到小小微生物对人体健康的巨大贡
献。滥用抗生素会导致细菌产生抗药性，从而使药物不能发挥原有的
作用。耐药细菌正在夺去越来越多人的生命。在美国，每年有29 000
人死于艰难梭菌引发的肠道感染，这种感染一般是由于使用抗生素使
肠道菌群严重受损导致的。发达国家每年感染此类疾病的人数高达
50万人。艰难梭菌肠道感染会导致急性腹泻，如果不及时治疗，患
者就会死亡。对于70%的此类病例，抗生素起不到任何作用。听上去
很可怕对吗？但现在有一个好消息：您可以在短短几天内战胜这种
危险的细菌感染！如何战胜？接受健康人的粪菌移植！虽然来自异
体，但这些健康的菌落能使您的肠道环境在最短时间内恢复平衡。
很神奇，对吗？人体内的微生物环境是一个有机的生态系统，这个
生态系统必须时刻保持平衡。一旦系统遭到破坏、微生物群失去多
样性，有害微生物就可能趁虚而入，开始不受控制地繁殖。在相关
实验中，研究人员将健康人的粪菌——运转高效稳定的菌群系统植入
已被破坏的肠道。随后，健康菌群开始爆炸式增殖，并将原本盘踞
于此的有害细菌驱逐出"境"。我们体内的微生物会随年龄的增长
而增加，因抗生素、化疗、不健康饮食和其他有害物质而导致微生

物群失调。美国一些公司还提出一种独特的创意：微生物群冷冻。人们可以在年轻时将自己体内的部分微生物群取出冷冻，在年老时重新解冻并植入体内。这项发现在美国已导致一个全新商业领域的出现。

结论

您可能曾对自己体内的微生物不屑一顾："什么肠道微生物群，我从没听医生说过，毫无科学依据！"但肠道微生物群确实能对您的健康产生直接影响，这是无可争辩的事实。作为与自己体内微生物共生共存的"微生物人"，您的饮食和生活方式都与体内微生物群有着密切联系，而微生物群的兴衰又关系您的健康。良好的饮食作息习惯可以使您体内的这支"大军"听令于您，为您的健康服务。

暴饮暴食！营养不良！过度治疗！

我们摄入的食物很多，但其中所含的维生素和营养物质却少得可怜，难以满足身体日常运转的需求。此外，很多人过度依赖药物，不合理的用药会对体内微生物造成损伤，破坏微生物群平衡。长此以往，身体这座大工厂会失去原本绝佳的自我修复能力。暴饮暴食、营养不良、过度治疗是影响现代人健康的三大因素，一日不除，我们的身体便一日不得安宁。

不必挨饿：微生物细胞群

在数百万年的进化过程中，人体逐渐发展出最为高效的工作方式：将各类原材料的加工工作"外包"给体内的微生物。您觉得"消化"这个动词的主语应该是谁？是您自己？错！是我们体内的微生物，它们承担了绝大部分消化工作。在大肠中，数以万计的微生物热火朝天地加工着相对难消化的植物性营养素，并释放出对人体至关重要的多酚等抗氧化物质。事实上，人体所需抗氧化物质的95%都是由大肠中的肠道菌群加工膳食纤维而来的。这些具有抗氧化功效的"超级分子"能保护细胞、激活有益的基因片段或关闭有害的基因片段，从而预防炎症。体内微生物的工作效率越高，人体的抗氧化物质供给越充足。

从理论上讲，可被人类食用的植物种类本应多达两千种，但我们自身的基因却只有少得可怜的17种酶来分解糖、脂肪和蛋白质，这大大限制了我们饮食的多样性，而体内微生物的存在弥补了这种不足：根据微生物群构成的不同，微生物产生的酶最多可超过6 000种。正是在微生物的帮助和作用下，人类才能在地球的各个角落生存下来。这些"肠道工人"分工明确，各司其职：有的专门负责处理豆类，有的专门加工谷物、坚果和蔬菜，就连最棘手的膳食纤维都有特定的微生物来加工。您的饮食不仅关乎个人，还关系着体内微生物群的健康。健康的饮食能够滋养微生物群，而不健康的饮食则会使微生物群遭受饥荒，导致微生物群多样性消失，长此以往将危及您的健康。

麦当劳试验

蒂姆·思贝克托教授负责一个微生物项目在英国的研究。研究的第一步是将10名大学生作为受试者，让他们连续10天每顿都吃麦当劳。在此期间，研究人员会定期观察其体内微生物，从而研究西式快餐对人体微生物的影响。找到愿意参与研究的受试者并不难，毕竟顿顿麦当劳可以算是现代年轻人的生活常态。实验结果为：短短一周内，受试大学生肠道内40%的微生物（600多种细菌）都消失了。微生物的消失对受试者的身体感受也产生了直接影响，他们变得容易疲劳，情绪起伏更大。但受试者自身却并不知晓这些变化背后的原因。任何一名微生物研究专家都应该知道如何解释这种现象：肠道微生物群能产生30种神经递质。人体几大重要神经递质（比如具有镇静作用的5-羟色胺和"快乐激素"多巴胺）很大一部分都来源于肠道微生物群。与其用糖或酒精瞬时提升多巴胺水平以获得短暂的快感，更理智、有效的选择是通过健康饮食调节肠道菌群，从而使情绪保持长期积极、稳定。

除了调节激素以外，肠道微生物群还能通过迷走神经对大脑产生直接影响。消化道连接多种迷走神经传入纤维，可将不同的信号传递至脑干，再进一步传递至不同的大脑区域，从而影响人的行为。此外，微生物群有助于制造短链脂肪酸，而短链脂肪酸是大脑的直接能量来源，也是有助于我们集中注意力的重要物质。如果您感到疲惫乏力，不妨回想一下早饭吃了什么，是否充分考虑到了肠道微生物群的营养需求。微生物群最爱的是植物性食物，准确地说，是这类食物中含有的丰富膳食纤维。只有您的肠道微生物群"吃"得满意，你们才能共同实现健康的目标。

膳食纤维是一个并不起眼甚至有些老套的饮食概念，却是我们体内微生物群的重要养料，也是良好情绪的开关。足够的膳食纤维能促进肠道微生物群释放神经递质，从而振奋情绪。以后您在就餐时，可以时常提醒自己："就餐"这个动词的主语并非仅"我"一人，而是"我们"——我和体内的微生物。饮食对我们体内微生物的影响可谓巨大，且十分迅速。在所谓的"转换实验"中，部分受试者会在短时间内由原来的植物性饮食转换为现代主流的饮食方式，而其他受试者的转换方向与之相反。随后，研究人员对两组受试者的粪便进行了基因分析。结果表明，高油、高糖、高度加工、缺乏植物性营养素的饮食会导致肠道微生物群多样性减少；由肠道微生物群产生的对调节情绪起着重要作用的激素也随之减少。也就是说，吃麦当劳带来的快乐非常短暂，无法持久。"转换实验"研究负责人奈特教授得出重要结论："保证肠道微生物群的多样性对于优化肠道环境、提升整体健康水平非常重要。"

肠道微生物群需要膳食纤维

"为什么在上述实验中，现代人体内有益的肠道微生物群数量会锐减？"很简单，90%的微生物位于肠道，并以膳食纤维为主要营养来源。只有这些肠道"居民"营养摄入充足，才能释放对免疫系统和新陈代谢至关重要的信息物质和营养物质。原始人类每日能从各类植物中摄取100～150克膳食纤维。就算是在数百万年后的今天，当科学家对原始人类残留的基因片段进行分析时，还能见证那个时期人体内微生物的丰富及强大生命力：与工业时代的人类相比，原始人类肠道微生物群的多样性要多出2倍。其体内肠道微生物产生的重要有机物质高达西方饮食环境下人体平均水平的4倍！这些有机物质又叫后生元，其产生过程非常简单：丰富的肠道微生物+多种膳食纤维=体内后生元显著增加。富含膳食纤维的食物不仅能给我们提供营养物质，还能被菌群加工成后生元，提供更多的健康动力。这是一笔怎么看都不亏的交易，但有些人就是不愿接受来自体内微生物工厂的合作邀请。

　　80%的精制碳水、糖、脂肪和蛋白质会在小肠内被分解吸收，大肠内的微生物群几乎什么都得不到。这里的微生物需要的是植物性营养素！简言之，缺乏植物性营养素的饮食只是满足了您的口腹之欲，而您肠道内的微生物却在忍饥挨饿！与每天摄入100克膳食纤维的原始人相比，现代人每天摄入的膳食纤维只有少得可怜的15克，再加上其他零零碎碎的营养物质来维持能量供应。而处于饥荒中的肠道微生物群在迟迟得不到营养供给的情况下会侵犯肠道黏膜，最终可能导致炎症和感染。

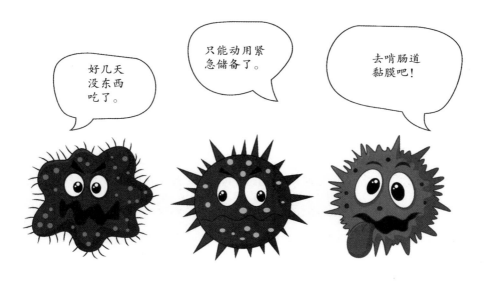

肠道内的战争

正常的肠道内壁应当有一层健康、有一定厚度的黏膜。研究人员观察到，在膳食纤维摄入不足的情况下，肠道内的微生物群就开始啃噬这层黏膜。对于微生物来说，这层黏膜相当于饥荒时期的紧急储备粮。在现代过度工业化的饮食方式下，微生物缺乏食物已成为常态，而这层起保护作用的重要黏膜也越来越薄。斯坦福大学的学者曾拍摄记录下了"微生物啃肠"的神奇景象。一片面积约400平方米的肠道黏膜承载着人体免疫系统70%的工作，是体内环境与体外环境间最重要的防线。如果这道防线因为被微生物群啃噬而变得薄弱，我们的免疫系统就会释放越来越多的信息物质来激活免疫细胞，并产生炎症来对抗外界的侵袭，从而导致肠易激综合征、结肠炎、克罗恩病等肠道疾病。肠道内的感染愈加多发，从频繁腹泻开始，一系列的病症紧随其后。包覆在肠道黏膜内的是我们的肠壁，肠壁内是人体敏感脆弱的腹腔。肠道因为持续受到侵害与其他器官、腹腔或体表形成异常的通道，造成肠内容物流出肠腔，引发感染、体液流失、营养不良和器官功能障碍，这种现象的专业名称为"肠漏"。您可以将自己的肠壁想象为浴室中一堵薄薄的瓷砖墙，这些瓷砖间的黏合、连接处出现了细小的孔洞。而这些无法保持密闭性的孔洞就会给内毒素等炎性物质可乘之机。内毒素大多是细菌代谢的产物，大量摄入肉类会促进细菌代谢出有害的氧化三甲胺，生成内毒素。这些有害物质会通过血管被运输到身体各处！

前面的章节中我们提到过，炎症是造成血管损伤（心血管疾病）、神经损伤（帕金森病、多发性硬化症）、大脑损伤（阿尔茨海默病）、皮肤损伤（湿疹、牛皮癣）的重要原因，同样不容忽视的还有炎症引发的各种自身免疫性疾病。每个人体质不同，炎症的具体表现也有所区别，最终引发的疾病也不尽相同。但有一点是确凿无疑的：炎症带来的损伤会随时间一步步累积，还会影响人体的老化速度。炎症与人体老化的进程当属近期最热的研究课题之一。迄今为止，与此相关的各类学术出版物研究数量已达10 000多种。但如果您通过膳食纤维积极"哺育"自己体内的微生物，它们就能产生具有强大抗炎功效的后生元。是选择健康饮食，保证微生物群营养摄入；还是胡吃海塞，任由微生物群反噬？是妥善利用共赢关系，利用后生元减少炎症；还是放任炎症累积，造成不可挽回的损伤？一切都在于您的选择。

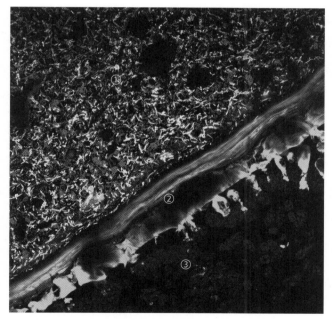

您是否亲眼见过自己体内的微生物是何模样，又是如何工作的？照片上区域①处的小点就是我们的肠道微生物群，其外侧区域②处是肠道黏膜——人体免疫系统的重要组成部分。黏膜外区域③处的细胞都属于身体的"内部人员"。通过照片我们可以清晰地看出，肠道黏膜在身体内部环境与危险的外界之间的隔断，是"体内"与"体外"的明确分界线。在另一些照片上，研究人员发现肠道微生物群开始啃噬②处的黏膜部分，这些照片多来自膳食纤维摄入不足的人群。凭借这些照片及其背后的发现，斯坦福大学的研究团队获得了世界性奖项。
（图片皆有授权，感谢克里斯汀·艾勒、加布里尔·比林斯、KC·黄、贾斯汀·索能伯格及斯坦福大学的授权和支持）

关——减缓微生物衰亡速度

在您心中，什么是有效运行的生态系统的典型代表？是多姿多彩的珊瑚群，还是生物繁多的亚马孙雨林？这些生态系统有一个共同的特点：通过丰富的物种多样性来保持自身平衡。其实我们体内也有这样一个由成千上万微型有机体组成的生态系统——微生物群。现在请您再想象一个遭到破坏的生态系统：死亡的珊瑚礁或被过度砍伐的原始森林——现代人体内差不多就是这样一片荒芜的景象。而通过妊娠和分娩，这种贫瘠的体内微生物群又会传给下一代。在动物实验中，研究人员对这种现象进行了模拟。如果受试小鼠像大部分现代人一样采取单一饮食，那到第 5 代，小鼠体内的微生物数量已经比第1代减少了70%。这项研究犀利地指出现代饮食习惯下人们体内微生物群的衰亡速度：与我们的祖先相比，现代人体内的微生物群多样性（种类）只剩原来的一半，并将继续减少。

"我们能否阻止它们的衰亡和毁灭？"当然可以！要想阻止微生物群的衰亡，就要弄明白威胁体内微生物多样性的几大原因：被滥用的抗生素等药物、化学添加剂以及现代工业社会的饮食方式。它们对微生物造成的损伤可以通过基因检测得以体现。请您先别急着把责任推给遗传因素，即使是已经衰亡的微生物群，也依然不乏恢复活力的机会。只要在饮食中加入足够的植物性食物，摄取足量的膳食纤维，我们就能让自己体内的微生物在极大程度上恢复生机和活力。

关——拒绝滥用抗生素

青霉素等抗生素的发现大大延长了人类的寿命。霍乱、白喉、斑疹伤寒、梅毒、肺结核等早先夺走数百万人生命的传染性疾病变得有药可医。许多疾病都是细菌感染引发的，但并不是所有感染都一定要用抗生素治疗。对于40%的病例而言，抗生素其实并不适用，也毫无开具的必要。特别是一些广谱抗生素[一]，它们对细菌的攻击几乎是无差别扫射。用完这类药后，肠道微生物群需要至少4年才能慢慢恢复到正常水平，部分微生物甚至直接消亡，无法再生。常见的抗生素中许多都属于广谱抗生素，如头孢、阿莫西林、米诺环素等。

根据纽约大学布雷泽教授的研究结果，美国2岁儿童已经平均经历过3轮抗生素治疗，9岁儿童甚至已经经历过10轮。儿童的肠道微生物群敏感脆弱，很难承受如此频繁的用药。到65岁时，很多美国人的抗生素使用已经超过50次。您想一想，自己过去使用过多少次抗生素？或许已多到自己都数不清了。

儿童时期频繁使用抗生素而肠道微生物群受损的儿童在此后的一生中更容易受到压力困扰，也更容易出现肥胖等慢性健康问题。每进行一次抗生素治疗，我们的身体及其体内微生物群就会付出相应的代价。遗憾的是，大多数人并不知道这一事实。更可怕的是，在动物养殖过程中，抗生素还常常被作为"生长促进剂"来使用。人类食用了含抗生素的肉类，其中的药物成分依然会对人体内微生物群产生不良影响。

"那使用抗生素以外的其他药物会不会对我们的肠道微生物群产生影响？"不久前，研究人员发现，目前常用的药物中有1/4都会损伤肠道微生物群。包括常见的降压药、止痛药、抗酸药、精神类药物及抗过敏药物。不仅仅是药物，含有乳化剂、防腐剂等添加剂的加工食品同样会威胁我们体内微生物的健康。研究表明，这些化学添加

---

① 编者注：广谱抗生素是抗菌谱比较广的药物，对大多数细菌具有杀灭作用。

剂确实会导致炎症和肠道疾病。显然人类正想方设法地创造一个"无菌世界"，如农业种植时大量使用除草剂、杀虫剂；家庭扫除时使用抗菌清洁剂，饭后要含一口抗菌漱口水，还要使用五花八门的护肤品来"保养"皮肤——虽然出发点是好的，但过度抗菌终究会影响我们的健康：无处不在的化学药剂最终会通过各种渠道进入我们体内，影响我们的体内环境。我说这些并不是劝您不要服药，而是不要服不必要的药。更重要的是，在患病前您就可以采取一些措施进行预防。比如，少食用过度加工食品，多食用有机蔬菜和水果，生活用品也尽量选择有害物质较少的天然有机产品。肠道、口腔和皮肤中的微生物都是健康身体不可或缺的组成部分，保护物种多样性，从保护体内微生物群做起。

调理肠道，防止过敏——真相与骗局

"丰富健康的肠道微生物群能抑制或减少过敏反应吗？"对于这个问题，许多研究（包括我的治疗经验）都给出了肯定的答案。分享一个有趣的案例：一位名为艾利芙的患者非常爱吃苹果，但她年轻时非常容易过敏（苹果、苹果花等都可能成为她的过敏源），吃苹果对于她来说成了奢望。随着过敏频率的增加和过敏反应的加剧，她开始随身携带药物以防万一。最严重时，她只是到大自然中吹吹风脸就会肿起来。在接受有针对性的肠道调理并连续12个月补充膳食纤维和益生菌后，她的过敏问题完全消失了。终于又能吃最爱的苹果，坐在野外沐浴和煦的春风了——她的激动之情溢于言表。但过敏是怎么消失的？原理其实很简单：肠道调理带来了丰富的肠道微生物群，健康的微生物群能将肠道环境维持在非常稳定的状态，让我们不仅可以消化富含膳食纤维的食物，还能承受原先不能消化乃至引发过敏的食物。在数百万年前，也就是人类进化初期，肠道内的微生物就已经通过释放特定的信息物质，掌握了肠道部分免疫系统的控制权。这类信息物质是向免疫系统发出的信号，表示一切正常，接收到信号的免疫系统会降低体内炎症因子的活性，令免疫反应保持在较稳定状态。食物过敏很大程度上是肠道中免疫系统对正常食物过度反应造成的。所以食物过敏的最好解决办法不是严选食物品种，而是丰富饮食种类，加大膳食纤维的摄入量，从而增强肠道微生物群的活性，抑制过度活跃的肠道自身免疫反应，以此对抗过敏。

不耐受、过敏与细菌多样性

"请给我来一块无麸质奶酪蛋糕，马克斯对乳糖不耐受，请给他来一杯燕麦拿铁。今天的空气里到处都是花粉——莉娅，你带哮喘喷雾了没有？"过敏、不耐受、胀气、腹泻、便秘、肠易激综合征等疾病最近几年呈明显的多发态势。16%～20%的德国人都患有肠易激综合征，年轻人的患病概率高于老年人，并且这种疾病常常以家庭为单位出现。而在非洲等饮食方式较为原始的地区，上述疾病的患病概率比世界平均水平低20%。这些疾病产生的原因是什么？为什么我们体内的微生物群不起作用了？

如果我们一再限制自己的饮食范围，体内微生物群的多样性就会不断减少，肠道生态也会越来越不稳定。因为微生物群的种类越少，健康方面的问题就越多。所以要想解决过敏问题，循序渐进地增加饮食的种类比限制饮食范围更有效。减少饮食种类可能会导致微生物群多样性减少，从而导致更严重的过敏或不耐受。但盲目跟随饮食潮流，擅自进行不科学的饮食调整也是不可取的。比如，长期在错误理念下坚持高脂生酮饮食。这类饮食法极不合理地否认了水果、豆类、麦片等全谷物食品的重要性，最终我们的身体会为此付出代价：肠道越来越脆弱，其他各类疾病也接踵而至。请记住，不含膳食纤维的饮食结构是不会产生功效的。

关——拒绝有害脂肪：微生物群"社区"的构建与维护

"我们已经知道，脂肪的摄入会对大脑和血管产生影响，肠道微生物群是否也在其影响范围之内？"答案是肯定的，因为饮食会影响肠道微生物群的种类。特定的益生菌种类能有效抑制炎症并释放大量健康的后生元，但也有一些细菌会加剧炎症反应并引发各类疾病。美国加利福尼亚大学的辛教授在仔细分析195项关于肠道微生物群的研究后制作了一张简明清晰的表格。他的结论是：如果大量摄入富含饱和脂肪酸的红肉等食物，胆囊就要分泌大量胆汁酸对这类食物进行消化和加工。而在充满胆汁酸的环境中，只有耐酸的细菌能够存活。但这类细菌（拟杆菌、普拉梭菌等）大多对健康无益。这些食物（含饱和脂肪酸的肉类）就像独裁的暴君，粗鲁地驱逐良民，留下容易引发炎症的"尚武细菌"，让原本丰富的微生物群环境变得贫瘠，最坏情况下甚至会引发微生物群间的战争。有时看到一些肠癌患者还在大啖香肠之类的加工肉食，我就会想："就是这些食物让肠道中的细菌兵戈相向，让肠道环境硝烟弥漫！"分享一个冷知识：狗能"嗅"出肠癌患者，因为微生物群构成的变化也会影响呼吸和排泄物的气味。

"所有脂肪都有害吗？"不是的，植物来源单不饱和脂肪酸不会破坏肠道微生物群的多样性。通过合理饮食，我们甚至能明显增加双歧杆菌之类的益生菌数量。乳杆菌、双歧杆菌——光看名字就非常"憨厚善良"，它们常见于酸奶中。富含植物性营养素的食物（豆类、全谷物、水果和蔬菜）和优质不饱和脂肪酸的食物（牛油果、坚果等植物来源单不饱和脂肪酸）能够使您的微生物群"社区"和谐共生，欣欣向荣。

我们的肠道微生物群就是一个活生生的生物群落，是一个时刻处于动态平衡中的微生物群"社区"。**普通人的一生中，穿肠而过的食物重达35吨**。您可以通过每日饮食来对这个"社区"进行规划和治理，使其作用得到更充分的发挥。

我的建议 ✎

推荐您采用地中海饮食法。研究表明，这种饮食法有助于构建平衡的肠道微生物群，优化肠道环境。

这些食物的种类决定着肠道微生物群的构成

	具有抗炎效果、能产生后生元的益生菌	容易引发疾病的有害菌
现代工业社会的饮食方式	↓	↑
地中海饮食法	↑	↓
植物来源单不饱和脂肪酸	↑	↓
饱和性动物脂肪	↓	↑
加工肉类	↓	↑
膳食纤维、豆类	↑	↓
水果、蔬菜	↑	↓
富含后生元的食物	↑	↓

关——苛刻的低碳生酮饮食不可取

如果"低碳"的"碳"指的是面包、糖及精制碳水，那我举双手赞成低碳饮食。精制碳水会使血糖快速升高并在血糖水平回落后产生更强的饥饿感，所以摄入过多精制碳水很容易导致肥胖等各种疾病。在现代食品工业的宣传哄骗下，消费者摄入了越来越多的糖等精制碳水而不自知：每个德国人平均一年摄入36千克糖。德国市面上可供购买的600 000多种食品中，80%都添加了糖。为避免摄入越来越多的糖，很多消费者开始探索新的饮食方式。但出于健康考量的低碳饮食和盲目跟风的极端低碳饮食完全是两码事。在低碳风潮席卷全球20年后的今天，我们与良好的初衷已渐行渐远。同"邪恶"的碳水化合物一同受到抵制的，还有水果、豆类和各种全谷物食品。而这些食物恰恰是人体膳食纤维的重要来源，也就是肠道营养的重要来源。更可笑的是，近几年低碳饮食还发展出了许多新版本，比如杜绝一切碳水化合物、只摄入脂肪的生酮饮食。但没有任何一项研究证明生酮饮食能延年益寿！

生酮饮食有很多分类：阿特金斯饮食法、LCHF（低碳高脂）饮食法……我相信，一定时间以后，这种饮食法自然而然会销声匿迹。生酮饮食会给人体肠道微生物群带来巨大损伤，因此完全不可取。正确、适度的低碳饮食，减少精制碳水的摄入确实对健康有益。拒绝快速升糖的精制碳水，而富含膳食纤维的健康碳水化合物必不可少。比如豆类这种健康主食不仅含碳水化合物，还含有丰富的维生素、矿物质、蛋白质和抗氧化物质。它们不仅不会快速提升血糖，还会带来较强的饱腹感，有助于我们维持身材。无差别地拒绝一切碳水化合物不仅愚蠢，而且有害健康。我也知道，在这样一个意面、面包、比萨等速食占领饮食高地的时代，重新回归低碳饮食并不容易。如何用小扁豆和菜豆变出一盘美味佳肴？这就涉及健康饮食中重要的实践部分了，接下来的章节中我们会详细讲解。

开——三个关键词：多彩、有益、后生元

我们到底应该如何饮食？首先要保证饮食的丰富性，颜色多彩、形式多样、营养均衡；其次要重点补充膳食纤维，让肠道微生物群丰衣足食；最后别忘了补充益生菌，帮助有益菌发展壮大。所以，富含膳食纤维、有益肠道微生物群的饮食一定是趣味十足、变化无穷的。

微生物群的营养来源

要想促进肠道微生物健康，就要多摄入能被微生物群分解的碳水化合物。也就是说，这些食物不能在小肠被消化殆尽（脂肪、精制碳水、糖、蛋白质），而应抵达大肠并为大肠内的微生物提供营养（植物性食物）。作为回馈，得到食物的微生物群会释放出抗氧化物质，为我们的健康保驾护航。

当然，我们肠道中有500～1 000种微生物群，每种微生物群需要的营养物质不尽相同，有些甚至十分挑剔。所以对于"什么食物能促进肠道微生物群健康"这个问题，并不容易回答。有些微生物群喜欢谷物，有些微生物群热爱绿色蔬菜，有些微生物群是坚定不移的豆类爱好者，还有些微生物群嗜噬洋葱和大蒜。巧的是，植物中的膳食纤维也有上百种组成形式，能够很好地满足体内这群"消费者"的需

求。比如莴苣（菊粉）、燕麦（β-葡聚糖）和豆类（棉子糖）中含有的膳食纤维种类完全不同，但它们都是肠道微生物群的"超级食物"。健康的肠道微生物群赋予了人体强大的加工能力，有助于我们消化各种食物并获得最佳营养功效。在了解了这一点后，反复出现在德国营养协会推荐清单上的"全麦面包"就显得落后了，我们明明有更多的选择。而且很多商家会在普通面包表面撒一些谷物，制造健康的假象，误导消费者陷入不健康的饮食陷阱。微生物研究专家奈特教授总结如下："健康饮食并非让您变成彻头彻尾的素食主义者，只要保证饮食的多样性，并增加蔬果的比重，就能拥有健康的肠道微生物群。"

最重要的建议

您可以计算营养分数，从而为自己的饮食增添一些乐趣。这种算法旨在评估你饮食的多样性，一般正常人平均一天能得到10分，饮食得当的话甚至可以得到15~20分。每天的理想饮食安排如下。

益生早餐麦片：树莓、葡萄柚、杏仁、核桃、芝麻、葵花子、燕麦片+杏仁奶=7分

地中海风情午餐沙拉：芝麻菜、番茄、甜椒、白芸豆+柠檬大蒜橄榄油酱汁=6分

印度风情蔬菜咖喱晚餐：西葫芦、胡萝卜、洋葱、大蒜、生姜、新鲜姜黄、印度混合调料+柠檬汁和椰奶（低脂），出锅撒上新鲜香菜，配以藜麦和糙米=11分

看到了吗？短短一天内，您就通过多种多样的植物性食物获得了24分的高分，并且餐食搭配多样，美味可口。获得健康动力的身体会

回馈给我们良好的情绪和理想的工作效率。我们的微生物"雇员"也能心满意足、心甘情愿地为我们工作。您可以算算自己的饮食得分，写在下面。

您的得分：_____

给食物评分是对各大实验、研究的一种直观总结。其实您当下的得分并不重要，关键是要有意识地慢慢提高自己的分数，只有长期累积才能促成健康的质变。

时间、采购、食谱——全都不是问题

健康饮食并不意味着频繁采购，一周去一趟超市足矣。如果您连去超市的时间都没有，网购也是一个不错的选择。网购不仅能送货上门，最大程度地节省您的时间，而且一些不常见的食材（比如藜麦和苋菜）也能在网上轻易买到。

但不是每个人都热衷网购。如果您不喜欢这种购物方式，可以像我一样每周去一次市场。各色各样的小摊上摆着颜色缤纷的水果和蔬菜，绝对比冷冰冰的超市货架更能引发食欲。您是不是想说工作日太忙，无暇闲逛？那周末总有时间吧！相信我，去尝试一下，这一定是一次物超所值的精彩体验！新鲜蔬果以外的食物您都可以从网上订购。

"我不想在煮饭上花太长时间。"煮饭的速度很大程度上取决于我们的熟练程度。只要以一些简明实用的食谱为指导，烹饪并不会变成一件漫长而折磨人的事。学习新知识几乎是人的本能，您完全可以利用这种本能探索奇妙多彩的食物世界。

"我晚上下班回家已经累得没力气煮饭了。"说出这句话的人应该好好反思一下：容易疲劳是新陈代谢慢的一个典型表现。越是食用健康的食物，身体新陈代谢的效率越高，您的精力也越充沛。

补充抗氧化物质使有益菌翻倍

多酚是一种存在于植物性食物中的抗氧化物质，它能促进双歧杆菌等益生菌的生成。研究表明，多酚能显著提升肠道益生菌的数量。在一项实验中，定期服用蓝莓粉的受试者粪便中的双歧杆菌数量在短短几周内就比安慰剂对照组增加了2倍。

"所以对于肠道微生物群来说，是深色的莓果果昔更健康，还是绿色的蔬菜汁更有营养？"两者都是非常健康的选择。多酚除了显著提升肠道益生菌数量外，还具有抗病毒和抗菌特性，所以能够抑制有害菌的繁殖，平衡微生物群比例，改善肠道环境。莓果、柑橘、深色叶菜、十字花科蔬菜以及咖啡、茶、可可中都含有丰富的多酚，是改善微生物群健康的佳品。

提示：树莓、蓝莓、黑莓是膳食纤维最丰富的3种水果，也是富含多酚等抗氧化物质的营养小"炸弹"。建议冰箱中常备一些速冻莓果，食用方便又营养。

开——膳食纤维助推器

一项基于185项长期研究和58项临床研究的大型荟萃分析表明，膳食纤维确实具有强大的健康功效。随着膳食纤维相关研究的不断涌现，最近几年大众的认知也逐渐发生了转变，人们开始意识到膳食纤维对于控制体重，降低血压、血脂，预防心血管疾病、脑卒中、糖尿病、胃癌、肠癌等疾病，以及对降低疾病总体死亡风险的重要作用。一言以蔽之，人体健康离不开膳食纤维。

"哪些食物的膳食纤维较为丰富？"其实，很多食物含有丰富的膳食纤维，在提升肠道微生物群活性、促进益生菌增殖方面都发挥着不小的作用。如果您还没有尝试过这些食物，建议立刻将它们纳入采购清单。人们对于新鲜事物总会有一些抵触，因为我们不知道这些从未尝试过的食物是否可口，或者如何才能使其变得可口。互联网让这个问题的答案变得非常简单：网上有成百上千各式各样美味又快捷的食谱和烹调创意。如果您想尝试某种食物，只需即时搜索，就能得到新的美食灵感。

有益于肠道健康的超级豆类

豆类含有丰富的膳食纤维和蛋白质，是每一位健身人士的必备食材之一。100克豆类中的蛋白质含量超过30克。此外，豆类含有丰富的营养物质，属于能被肠道微生物群吸收利用的优质碳水，并且烹饪方式多样：鹰嘴豆咖喱、茄汁烩豆、豆子汤、豆子沙拉、豆子抹酱（胡姆斯酱）……看着就觉得美味！您还记得自己上次食用豆类是什么时候吗？

"但有些人食用豆类容易胀气，怎么办？"来自斯坦福大学的桑能贝格教授建议："如果遇到豆类导致的胀气问题，最好的解决办法就是多食用。"乍一听像一个悖论，但实际上科学合理。因为豆类促进肠道微生物群的繁殖是一个渐进的过程。只有经过一定的时间，微生物群才能发展壮大到足以彻底分解消化豆类。我与家人们也进行了亲身验证：在规律摄入豆类两周后，我们的肚子不再咕噜乱响，微生物群开始高效运转，胀气问题消失了。鹰嘴豆、小扁豆、大蒜等容易引发胀气的食物也是同理。现在我们能够毫无压力地食用各种食物。

我的建议 ✏️

　　烹饪时可将生姜、香菜碎或孜然作为调料，从而使豆类的口感更好，口感柔和的豌豆也是一个不错的入门选择。

菌菇：低卡膳食纤维之星

　　菌菇含有非常丰富的膳食纤维——其中有些膳食纤维非常独特罕见。常食用菌菇可以促进人体肠道的蠕动，补充维生素，增强免疫力。超市中随处可见的菌菇任选一种，在沙拉中加入300克左右，就能让原本普通的沙拉多出6克膳食纤维，热量却只多了45大卡，在各色食物热量中简直不值一提。举个例子：一片全麦面包含4.5克膳食纤维，但热量却比菌菇翻了一番。爆炒、做成酱汁、打成浓汤或搭配意面：菌菇总能在各种菜品中找到自己的一席之地。

燕麦：肠道微生物群的超级食物

　　燕麦的售价非常低廉，却有着可媲美药物的降压效果（58项研究的荟萃分析），甚至成为了美国心脏协会的推荐食品。燕麦中含有丰富的β-葡聚糖，这是一种能有效降低血压的膳食纤维。此外，燕麦中的β-葡聚糖和抗性淀粉都是肠道微生物群需要的优质碳水，能有效促进后生元的生成。燕麦本身不含麸质，是一种对肠胃非常温和的食物，一般情况下不会引发过敏，即使是麸质不耐受人群也可以放心食用。燕麦的食用方法多样，可以将其稍加烘烤制成脆口小零食，拌入沙拉增添口感，或做成方便易食的燕麦棒，这些都是不错的选择。

我的建议 /

　　在购买燕麦时，请注意选择未经加工的纯燕麦。与快熟燕麦或即食燕麦相比，纯燕麦的热量传递速度更慢，能带给我们更长久的饱腹感。在实验中，早餐食用即食燕麦的受试者到中午就饿得不行，可见这类经过加工处理的燕麦不能完全发挥其原本的健康作用。对于早餐来说，纯燕麦是非常理想的碳水化合物。将它们在平底锅里稍稍烘烤一下，再加入坚果和酸奶，就是一顿美味又顶饱的早餐，远胜于任何市售的调味麦片。

有益于微生物群的伪谷物

　　越来越多的现代人开始出现麸质不耐受的情况，高粱米和藜麦这类不含麸质的"伪谷物"即将成为新的饮食主力。

　　◆ 高粱米

　　高粱米是最古老的谷物之一，在世界大部分地区都有种植，是近5亿人的主食。每100克高粱米中含有15克蛋白质和10克膳食纤维，是绝对的营养之星。高粱米不仅营养丰富，而且美味。您可以选购高粱米制作的"爆米花"，将其撒在酸奶和麦片上，也可以直接煮熟，伴以酸奶、水果作为早餐，这也是我最爱的一种食用方式。如果您厌倦了麦片，可以用高粱米来换换口味。此外，将其做汤、拌沙拉或与蔬菜一起炒也是不错的做法。

　　◆ 藜麦

　　藜麦的蛋白质含量是大米的两倍，此外还含有丰富的膳食纤维，能带来持久的饱腹感，因此非常适合健身人士。此外，藜麦对于抵抗炎症、调节血糖水平、降低胆固醇和保护心脏都具有非常重要的作用。烹饪时需要用到大米的地方我一般会用藜麦来替代。用来拌沙拉或直接煎烤也不错。

亚麻籽和奇亚籽

◆ 亚麻籽：营养多面手

"食物在肠道中走一遭一般需要多长时间？"不同地区的人，身体的消化速度也不同。在非洲，一次完整的消化可能需要1天的时间，在美国则可能需要5天。您也可以测一下自己的消化速度，方法很简单：食用一勺亚麻籽，然后记录它们被排泄出的时间。一般来说，这个时间以一天半为最佳。亚麻籽是一种健康的超级食物，其含有的木酚素能将乳腺癌的发生风险降低20%（21项研究的荟萃分析）。建议食用前将亚麻籽磨碎，这样有助于肠道微生物群更好地分解和吸收其中的营养物质。此外，购买研磨后的亚麻籽时请务必注意保质期，因为亚麻籽中的ω-3脂肪酸非常容易变质。若您家中有电动磨豆机，可以购买整粒的亚麻籽自己研磨，之后放进冰箱冷藏储存。

◆ 奇亚籽：高纤甜点

奇亚籽含有丰富的膳食纤维和ω-3脂肪酸，极具健康功效。它的食用方法再简单不过：拿一个杯子，倒入1/4杯杏仁奶，加入两勺奇亚籽，静止30分钟，然后倒入酸奶加满，再加入树莓等水果作为点缀，一道完美的甜品就诞生了。这道奇亚籽慕斯质地绵密、口感柔和，含有丰富的可溶性膳食纤维，美味又健康。

健康烘焙：烤一个微生物群爱"吃"的蛋糕

一般生产精加工面粉时小麦都需要脱壳处理，但这个过程中也带走了谷物中70%的维生素、矿物质和膳食纤维，仅留下一堆充斥着热量的粉末。精加工面粉中的热量进入血液并被吸收储存为脂肪的速度比一般的碳水化合物更快。这类快速升糖的碳水化合物不仅会导致肥胖，还会引发疾病（31项研究的荟萃分析）。如果您是烘焙爱好者，尽量不要选择传统的精加工面粉，更多地尝试新型的面粉。

用杏仁粉替代普通面粉，可以使普通的蛋糕甜点立刻变得健康起来。与全麦面粉相比，杏仁粉这种新型面粉口感细腻，还能给点心带来杏仁的香味；羽扇豆粉中含有丰富的蛋白质和膳食纤维，尝起来有一些坚果香，而且价格比杏仁粉更实惠。这两种新型面粉都可以用于烘焙甜品或烤制比萨，也可以混合搭配其他健康面粉，比如洋车前子壳粉，它具有很好的吸水性，可以增加面包中的水分，使其口感更加松软。从下面的表格中，您可以看到不同面粉的显著区别。

	膳食纤维	蛋白质	碳水化合物
普通面粉（中筋）	4 克	10 克	72 克
杏仁粉	20 克	50 克	4 克
芝麻粉	17 克	29 克	17 克
羽扇豆粉	32 克	40 克	9.5 克
亚麻籽粉	41 克	33 克	2 克
洋车前子壳粉	85 克	2 克	1 克

如果您只是用杏仁粉或羽扇豆粉等新型面粉部分替代普通面粉，那可以根据原来的配方操作，不需要做任何更改。但如果您想更健康，完全使用新型面粉，那么原先的烘焙食谱可能不再适用了，因为相比普通面粉，很多新型面粉的黏合性较差，需要调整食谱中其他材料的比例。唯一不推荐使用的植物粉是椰子粉，因为100克椰子粉中就含有15克不健康的饱和脂肪酸，其可能会导致血糖升高、血管硬化、肥胖并加剧心脏病。希望您不要被各种营销推广蒙蔽双眼，商家肯定希望尽可能地从原料中榨出一些利益。但作为消费者，我们要保持理智，学会辨别。

顺便说一下烘焙中广泛使用的黄油。如果想要做出更健康的甜点，建议您用白池花籽油代替黄油。白池花籽油含有大量的不饱和脂肪酸，有益于血管、大脑和肠道菌群，此外还自带黄油香气——用它来代替动物性黄油进行烘焙真是再合适不过。换算比例也非常简单：烘焙中如果需要200克黄油，那就加入150克白池花籽油。

益生元和益生菌：肠道微生物群的重要外援

后生元在抗击外来病毒和有害菌方面发挥着不容忽视的作用，它们还能为肠道细胞提供营养，所以充足的后生元对于人体健康具有非常重要的意义。如果没有后生元，短短几天肠道环境就可能陷入混乱，炎症肆虐。从本质上来说，肠道炎症就是后生元供应不足引发的。后生元能够降低全身范围的炎症发生概率，从而对心血管疾病和自身免疫性疾病的治疗发挥积极作用。也就是说，您可以通过肠道微生物群直接调整巩固整个免疫系统。大脑也同样需要后生元中的短链脂肪酸，将其作为能量来源。足量的后生元能够减少您一天中的"精力匮乏"，使您精力更专注、集中；短链脂肪酸还能释放出较强的饱腹感信号，有助于我们控制体重。而我们的"微生物工厂"在生成后生元的同时，也会分泌大量重要的快乐激素和维生素。所以请经营好自己的"微生物工厂"，启动后生元批量生产程序，为自己的健康加速。

益生元、益生菌、后生元

益生元：能被微生物群吸收利用并用以生存繁衍的优质膳食纤维称为益生元。

益生菌：指能够对宿主健康产生有益作用的活的微生物，可以通过饮食进行补充。摄入的益生菌并不会长期驻扎在肠道内，而是会支持自己所属微生物群的发展。

后生元：是益生菌经加工处理后的益生菌代谢物成分的统称。后生元对人体健康具有多种益处。

排泄的原理

在畅销书《肠子的小心思》中，作者曾提出这样一个问题：人为什么会排泄？随着研究的深入，这本书中的部分观点或许稍显落后，但如果看一看这位作者当时的脱口秀视频，还是会发现这一主题因其私密性和小众性所具有的独特吸引力：现场的嘉宾无不表现出对人类这一基本需求的羞涩和回避，但又带着隐隐的期待，因为很多人其实在"这方面"不那么顺畅。医药行业对这个问题的回应可谓简单粗暴：服用泻药。全世界每年光是泻药类药物给医药行业带来的利润就高达120亿美元。在我眼中这完全是一种舍近求远、得不偿失的行为，因为同样是润肠通便，益生纤维明显更易获得，起效更快，成分更纯粹，并且完全没有副作用。

开——补充益生元以促进肠道健康

我们可以通过不断调整膳食纤维的摄入量来找到有效维持肠道健康的最佳平衡点。肠道微生物群对益生元的需求几乎没有止境。我之所以称有些膳食纤维为益生元，就是因为这种膳食纤维的分解和加工能促进肠道菌群增殖。于是我们体内的炎症减少，肠道黏膜恢复正常，免疫系统得到强化，有害菌数量减少。

"哪些膳食纤维比较好消化？"为什么小麦要脱壳？就是因为我们的肠道很难消化麦糠中的不可溶性膳食纤维。不可溶性膳食纤维是既不溶于水又不能被大肠微生物酵解的一种膳食纤维，它虽然也具有清理肠道的作用，但很容易引发不耐受。不可溶性膳食纤维只能软化粪便，使排便更顺畅，因此更像是一种"管道清洁剂"。相比之下，水溶性膳食纤维能带走肠道内多余的胆固醇，并带给我们持久的饱腹感。可溶性膳食纤维特别是洋车前子、脱脂亚麻籽、瓜尔豆胶等具有黏膜修复功效的可溶性膳食纤维能更好地被人体吸收。研究表明，洋车前子能够带走有害的低密度脂蛋白胆固醇，从而减少体内炎症（28项研究的荟萃分析）。如果在服用降血脂药物的同时辅以洋车前子，降压效果会变为原来的2倍（3项研究的荟萃分析）。此外，洋车前子能够降低血压（11项研究的荟萃分析），带来持久的饱腹感，帮助控制体重（22项研究的荟萃分析）并促进消化。最理想的配比是洋车前子加上一小撮亚麻籽粉，与益生菌胶囊同服。亚麻籽中含有多种植物性营养素和具有抗癌功效的木酚素，能够显著降低血压（15项研究的荟萃分析），控制体重（45项研究的荟萃分析），减少体内低密度脂蛋白胆固醇及甘油三酯的含量（62项研究的荟萃分析）。

"摄入太多膳食纤维我会胀气。" 胀气说明您的肠道环境亟待调整。您可以选择较为温和的食物，使肠道一步步适应新的饮食模式。最重要的一点是：调整速度一定要在您身体的可承受范围内。只要坚持几个月，肠道中的有益微生物群就会初具规模，肠道黏膜也会恢复正常厚度，肠道问题也就 "自然而然" 地消失了。

有些读者可能好奇，作为营养专家，我是否会在饮食之外补充膳食纤维补充剂？答案是肯定的。我注重从日常饮食中摄取足够的膳食纤维来保证肠道菌群的多样性，同时每天还会用13克左右的膳食纤维溶剂制成饮料，与益生菌胶囊一起服用。饮食加上营养剂，我每天摄入的膳食纤维总量可达50克。而这个量才刚达到原始人日常膳食纤维摄入量的一半。现在能达到每日30克推荐摄入量的人少之又少，大部分德国人平均每日摄入的膳食纤维只有15克，完全无法满足肠道菌群的需求。肠道菌群通过数百万年进化得出的理想膳食纤维摄入量是每天100克左右，这是现代饮食方式完全无法满足的。所以我建议大家补充膳食纤维补充剂，而我的健康状况也验证了服用补充剂的积极效果。

开——补充益生菌构建您体内的 "维和部队"

"有必要补充益生菌吗？" 补充益生菌有助于您更好地平衡肠道微生物群。这些益生菌虽然只是在肠道中匆匆走一遭，但研究表明，这一趟不会白跑。益生菌经过肠道时能抑制有害菌繁殖、减少炎症并从整体上提升菌群后生元的数量。您可以将益生菌看作是自己体内的一支"维和部队"：它们会出现在有需要的地方，巩固防线并驱逐敌对入侵势力。此外，益生菌还能有效强化免疫系统，显著降低感冒的患病概率（17项研究的荟萃分析）。它们还能改善消化问题，并在治疗肠应激综合征方面有不俗的表现（43项研究的荟萃分析）。特别是在抗生素治疗或出现腹泻、肠道感染等症状时，我们可以着重补充一些益生菌，使肠道环境尽快恢复平衡。

乳制品与消费陷阱

酸奶本身确实含有益生菌，但一些公司会为商品冠以"比菲多酸奶"等具有迷惑性的名称，从而使消费者误以为产品中的"比菲多"益生菌是这些公司的独家专利。其实"比菲多"只是双歧杆菌的音译，而双歧杆菌只是上百种乳酸菌中普普通通的一种。从来没有研究表明，"比菲多"酸奶比其他酸奶更健康。酸奶中的益生菌数量多达上百万，其中有一些甚至能在胃部的强酸环境中存活下来并最终到达肠道，从而促进肠道健康。但在使用抗生素这类严重破坏肠道环境的药物后，我们需要数十亿益生菌的帮助才能使肠道恢复正常，光喝酸奶是远远不够的。

我的建议 ✎

您可以尝试各种品牌的酸奶，定期更换品牌。保加利亚乳杆菌（偏酸）、乳杆菌（偏甜）、双歧杆菌——把各种益生菌的名字都认识一遍。现在开菲尔（*Kefir*）酸奶又重新流行起来，这种酸奶一般含有7～9个不同的菌种，比普通酸奶菌种更为丰富。

盐分超标：发酵食品

在很多人眼中，酸菜、韩国泡菜等各类泡制的蔬菜都是有益肠道健康的超级食物。但要注意的是，市面上很少出现新鲜腌制的酸菜，大部分都经过了巴氏消毒。也就是说，您在超市购买的泡菜中几乎不含任何活菌。顺带要说的是，发酵食品应当尽量凉食才能最大程度地保留营养。但我还是强烈建议诸位不要食用任何市售的发酵食品，因为这些食品的生产过程中往往加入了大量的盐，而高盐饮食会给血管带来严重损伤。盐分摄入超标是饮食的三大风险之一，其危害甚至超过了不健康脂肪，与吸烟和超重两大健康风险并驾齐驱。世界上平均每年约有300万人死于盐分摄入超标造成的高血压和心血管疾病，但真正了解此中利害的人却少之又少。

益生菌胶囊

您可以服用胶囊轻松补充大量益生菌。但市售产品质量参差不齐，下面列出三条选购标准供您参考。

1.益生菌胶囊只有在肠道中分解才能发挥作用，所以胶囊外壳必须能抵御胃酸的腐蚀。

2.优质胶囊产品所含的益生菌种类应不少于10种。

3.关注保质期，因为益生菌的活性会随时间而减弱。

新陈代谢减肥法：用微生物群控制体重

新陈代谢减肥法是一种也可能是目前第一种兼顾肠道微生物群健康的减肥法，主要分为两个阶段。

- 减重阶段：避免糖、面包、意面等一切精制碳水和不必要的脂肪，同时多食用蔬果和富含蛋白质的食物。这种调整一方面能大幅降低从日常饮食中摄入的热量，另一方面也能给肠道微生物群提供充足的营养。坚持一段时间后，我们对甜食的渴望会逐渐减退，饥饿感不再频繁，肌肉流失问题也在蛋白质的作用下得到缓解。接下来的饮食重点是补充可溶性膳食纤维和益生菌——女性每月的食物补充量应达到4～6千克，男性应达到7～9千克，同时还要增加维生素、矿物质、ω-3脂肪酸等营养物质的摄入。

- 稳定阶段：在这一阶段，您可以慢慢尝试将豆类和富含膳食纤维的碳水化合物纳入饮食清单，但还是要避免精制碳水和脂肪。此时我们的肠道已经非常稳定，可以毫无压力地对这些食物进行分解和加工。和减重阶段一样，这个阶段也少不了可溶性膳食纤维、维生素等各类营养物质的补充。

　　膳食纤维和益生菌的补充至少需要持续6个月，因为微生物群至少需要6个月来改变其构成，从而使体重保持长期稳定。新陈代谢减肥法能优化肠道环境并提升新陈代谢效率，使我们精力更充沛、情绪更稳定。而良好的身体感受反过来又会激励我们健康饮食，从而形成良性循环。我的著作《4周新陈代谢减肥法》中有对这种减肥方法的详细介绍，也列出了简单易行的实操方法。迄今为止，通过这种方法成功减肥的人数已达30万人。

百岁老人的体内菌群

在阿西亚罗利一座地处意大利南部的小村庄中，生活着许多百岁老人。其中30%甚至已经超过了110岁，却依然保持着良好的健康状况。这些老人绝大部分没有受到疾病困扰，很多人还能自己做家务。秘诀就是他们坚持着传统的地中海饮食方式。世界上其他以长寿闻名的地区居民的饮食方式同样如此，95%的日常饮食为植物性食物。这些百岁老人体内的微生物群状态如何？答案是健康得出乎意料！不仅健康，而且多样，完全不逊于身强力壮的年轻人。即使在百岁老人的体内，微生物们也依然兢兢业业地工作着：制造有益的后生元，抑制可能导致炎症和老化的信息物质……显然，一个人的健康是由自己及体内微生物的饮食状况共同决定的。多年来保持地中海饮食方式，让这些老人直到高龄体内微生物群还能保持理想的工作效率。

结论——饮食与微生物群

我们的健康离不开微生物群的支持。在进化过程中，身体将新陈代谢等功能"外包"给了肠道微生物群，它们承担一部分消化任务，参与免疫系统的调节和控制，激活特定的基因，并影响人的情绪。同时，它们还是保护肠道不受外敌入侵的重要守卫力量。但抗生素的滥用和缺乏植物性营养物质的饮食方式严重破坏了我们体内的微生态系统。当我们体内的微生物得不到充足的营养供给时，就会揭竿而起，成为我们的敌人，损害我们的健康。膳食纤维是肠道微生物群重要的营养来源，抗氧化物质（如多酚）有助于微生物群发展壮大，而饱和脂肪酸则是微生物群避之不及的。各种关于体内微生物的研究表明：饮食中植物性营养素种类的丰富程度与肠道微生物群的多样性成正比。此外，一个人的饮食习惯越接近传统的地中海饮食，体内微生物制造后生元的效率越高，身体就越健康，寿命也越长。因为我们的肠道微生物群需要的是蔬果和豆类中的多酚和膳食纤维，而非加工肉类中的饱和脂肪酸。细菌等微生物本身已经存在了上亿年，我们的身体在数百万年的进化中逐渐发展出了一套与它们共生共存、互惠互利的体系。但这些来自远古的"老古董"很难适应现代西方工业化的饮食，它们需要大量的植物性营养素。为此我们要做的就是选择营养丰富、富含膳食纤维的饮食，使微生物群这一人体的"混合动力发动机"达到最佳工作效率。

再生的契机！您错过了太多！

谁来决定您的身体状态？您自己！

您每天的身体状态都取决于当日的饮食。人的一生中要食用约35吨食物，这35吨食物的质量对我们的整体健康起着决定性作用。健康食物能让身体各项机能得到最大程度的发挥，而不健康食物会导致各环节运转失灵，严重阻碍"生化工厂"的运转。请从现在起优化您的饮食和生活方式，不要再错过自我修复的机会！更年轻、更健康的未来在前方等着您！

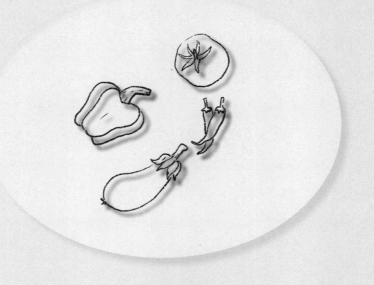

您的身体工厂

在本书中，我们的人体旅行经停了6个站点：免疫系统、细胞、端粒、大脑、血管和肠道菌群。我带领各位展望人体这一"生化工厂"的发展前景，包括其中忙忙碌碌的70万亿细胞，低调而重要的肠道微生物群，并参观了各种奇妙的生物反应。作为工厂的主人，您的行为习惯对其运转情况具有决定性影响。

对于很多人来说，身体只是一个独立于意识之外、毫无感情的"行为驱动器"。只要向其中加入一些碳水化合物、脂肪和蛋白质，也就是食品包装热量表中标出的那些专有名词，它就能迎合我们，做出我们想要的反应。食品包装上的"热量表"这个名字确实非常合适——现代工业社会中80%的食物都经过了高度加工，除热量外，这些食物几乎不含什么营养物质。食用这些食物，就等于关上了身体的运转开关，抑制了人体的再生力。

大多数人都有这种想法：不管食用什么加工食品，身体都会将它们转化为能量。但事实是，食用过度加工的垃圾食品会让我们的精神状态跌至低谷：疲惫不堪、心情恶劣，备受压力折磨。虽然与积极情绪一样，消极情绪也是一种生活感受，但日复一日，长此以往，生活就会变得非常痛苦。为了找回一些心理安慰，现代人提出了一种狭义的"均衡饮食"概念。好像只要每种食物都食用一点，就能让身体重回巅峰状态。很多人甚至对此深信不疑，觉得每天2~3小份蔬菜中的植物性营养素就能给我们的细胞带来足够的保护，使大脑等器官组织高效运转；他们还认为自己饮食中少得可怜的膳食纤维就足以使肠道健康，更有些人将动物性食物视为日常饮食中最重要的部分。但事实上，没什么比这种狭隘的"均衡饮食论"更脱离实际了。

在现代工业社会以前，人类从未食用过含这么多化学添加剂和受农药、杀虫剂污染的农产品；我们的祖先从未见过如今超市中充斥着加工肉类的货架，也从未有如此多的人经历过血管堵塞、大脑功能衰退以及肠道菌群紊乱。在数百万年的进化中，人类的饮食一直以植物为主，偶尔加入一些富含蛋白质的野味。而现在我们每天都在向身体填塞大量的有害脂肪和无用热量，这使我们体内的基因不堪重负。这是现代医疗水平快速发展的根本原因，也是造成我们钱包日益"消瘦"的罪魁祸首。当今80%的疾病都源于不合理饮食，正应了德国那句俗话："我们摄入的食物，1/4用来维持我们的生命，另外3/4用来维持医生的生计。"

如果没有各类营养物质的支持，您的基因程序将停止运行，新陈代谢速度变慢，免疫系统出现漏洞，细胞更新受到阻碍，肠道微生物群不断失调。最多到30岁，这些损伤就会累积到不容忽视的地步：血管受损、脑部功能衰退不断加剧、细胞频繁变异。而这些都只是开始，此时的血管还未完全堵塞，血压只是略有升高，体内虽然已有了微型肿瘤的身影，但免疫系统尚在运转，这些恶性细胞的影响也还在可控范围内。在这个阶段，我们一般对体内发生的一切毫无察觉，甚至觉得自己非常"健康"。但遍布体内的隐患会让端粒快速缩短、基因迅速老化并最终丧失原本的稳定性。长此以往，我们的新陈代谢会逐渐失控，提前老化的免疫系统也无法继续有效抵御肿瘤细胞和各类感染疾病，身体过早丧失了自我修复能力，所以很多人在生命的最后25年几乎离不开医生和药物，更无法自由享受生命的最后时光，只能在病床上数日子等待生命的终结。

系统升级——用健康饮食取代不必要的药物

在保养身体这台"精密仪器"方面，我们应该多向那些百岁老人学习。看看他们是如何活至高龄，还能保持头脑清醒；鲜少服药，却没有心血管疾病的困扰。这些老人之所以能够尽情享受人生，是因为他们通过合理的饮食方法对自己的健康进行了长期投资，一笔真正的"生命保险"。富含营养物质的营养饮食不仅能将身体运转维持在最佳状态，还能逆转损伤，使身体重获年轻和活力——这是最新研究的突破性发现。在这一点上，饮食的作用是任何药物都无法比拟的。请永远不要对药物抱有太高的期望，因为这些医药行业的化学产品只能短暂地解决问题，不能从根源上消除问题。同时，在解决一个问题的同时会不可避免地带来其他问题。而来自大自然的营养物质则能激活我们的人体再生力，综合提升身体的整体健康水平，在不同层面发挥治疗和修复作用。

随着医疗行业的发展，很多人会对药物产生绝对的依赖，这其实是错误的。因为药物只能治疗症状，而充分发挥身体的运行机制和自我修复能力则可以从根本上铲除疾病的根源，关闭不健康的"水龙头"。暴饮暴食、营养不良、过度治疗是影响现代人健康的三大因素，特别是过度治疗。传统的治疗方式会使患者对药物产生依赖，从而影响他们在生活方式方面做出转变。更可笑的是，部分医药企业还喜欢标榜自己的产品具有"科学性"——尽管许多药物背后的研究已经过时多年，尽管许多疾病可以通过人体完善的自愈能力得到缓解。

在我眼中，饮食就像一只象，而您是驯象师。象威猛高大，令人害怕，驯服之后温良可亲，但一旦失去控制，这只巨兽就会摧毁一切。最新的饮食研究通过回溯人类进化发展的历程，让我们重新发现历史中埋藏的长寿秘诀：植物性饮食是最可靠的健康保险。当然我并不否认传统医学的重要地位，但不建议服用不必要的药物。与其等到疾病发展到必须通过医学手段干预的地步，不如提前通过饮食来保卫自身健康，从源头预防疾病。药物的作用是亡羊补牢，永远无法使我们预防疾病、保持健康，只有健康的生活方式才能实现这一点。此外，各种医药产品在治疗疾病的同时又给健康埋下了新的隐患：药物副作用已成为德国第4位死亡原因，排在第10位的是医院感染。在这样的大环境下，生活方式医学和饮食疗法应运而生，它们帮助医生克服来自医药行业的阻力，运用营养学的最新成果，使医生发挥出应有的潜力——使人们长期保持健康。借助生活方式医学，启动自我更新，消除既有损伤。人体的自我修复能力比任何单一疗法或药物都有效。

开或关——您来决定自己的身体状态

读过前面的内容后您可能会惊奇地发现，能否恢复健康和恢复健康的速度都是由我们自己把控的。是按下人体再生的按键，还是阻止自我更新，都由您来决定。

开、开、开：多食用多彩的蔬果

看到缤纷多彩的蔬果，我会想象它们在我体内随消化道一路启动各种健康按键的场景。事实的确如此：蓝莓中的抗氧化物质首先会流经肠道，随后进入血管，跟随血流滋养体内上上下下的细胞。多酚和其他微量营养素紧随其后，唤醒沉睡的免疫细胞。植物中的微量营养素还能激活特定的基因，读取基因中隐藏的程序（表观遗传学）。此外负责身体自我修复和抗癌机制的基因也要靠植物中的营养物质启动，比如原花青素低聚合物就能开启延缓人体老化的基因程序（长寿蛋白）。鉴于其强大的基因调控能力，将植物中的营养物质称为人体基因软件的"工程师"并不为过。但营养物质的健康功效远不止于此，很多植物性营养素都具有预防癌症及辅助抗癌的作用。这些营养物质能直接抑制肿瘤细胞的形成，或通过激活免疫系统中的免疫细胞而间接消灭肿瘤细胞。洋葱、大蒜、十字花科蔬菜和姜黄素等都含有丰富的具有抗癌功效的多酚。深绿色叶菜和莓果中含有的花青素等植物性营养素不仅能有效促进大脑健康，还能疏通血管、降低血压。多酚和各类膳食纤维还是我们体内肠道微生物的最佳营养来源。

开、开、开：植物性营养素与细胞保护

植物性营养素有助于开启强大的细胞保护系统，拦住体内为非作歹的自由基，保护我们敏感脆弱的基因物质并减缓其老化速度。如果您想知道自己体内基因的老化程度，可以去专业机构检测端粒长度。植物中含有的抗氧化物质还能作用于脑部神经元并保护重要的大脑细胞，其中的原花青素低聚合物还能作用于皮肤细胞和血管中的胶原蛋

白，延缓皮肤和血管老化。很多植物中含有的脂溶性抗氧化物质能降低血液中脂肪的氧化速度，保持血管健康。有了抗氧化物质的保护，免疫系统中的细胞损伤也会相对减少。为了最大限度抵御自由基的侵袭，我们需要一支由不同抗氧化物质组成的防御小队，包括维生素，锌、铜、硒等微量营养素，以及上百种抗氧化物质。自由基是造成体内炎症的重要因素，而炎症又会造成端粒缩短，加速人体老化（炎症性衰老），还会导致大脑中神经细胞的衰亡、损伤血管并挑起免疫系统与自身间的战争。以植物性食物为主的饮食方式能有效抵御自由基的攻击，从而抑制炎症并避免其带来的一系列健康问题。

聪明人不仅食用蔬菜和水果的频率更高，还善于选择各种营养丰富的"超级食物"。您可以在超市中按照"深色、多彩、青/绿"的标准挑选食物中的"优等生"，如莓果、西蓝花、甜菜根、绿茶或可可。您可别被这些食物朴实无华的外表欺骗了，它们的健康功效甚至比某些药物更出色！所以我们要多食用天然、富含抗氧化物质的食物，这样就可以抵御自由基的攻击，修复其带来的损伤。但仅仅修复损伤还不够，在理想状况下，我们应该摄取尽可能多的植物性营养素以保护细胞。如果您想要喝点什么，无添加果昔和蔬菜汁将是方便又营养的选择；坚果中含有丰富的抗氧化物质和矿物质，非常适合做零食；别忘了还有广阔的香料世界等着您去探索：抽屉中装满各色调料，阳台种上缤纷的香草……在发掘创意、享受美食的同时，您的细胞也得到了有效保护。

开——微量营养素与新陈代谢

很多微量营养素在调控人体新陈代谢方面发挥着不容小觑的作用。它们还会影响大脑、神经系统和免疫系统，并且这种影响无处不在，无时无刻不在发生。不管是激素、神经递质的水平还是细胞的再生效率，都与微量营养素的摄入有着密不可分的关系。维生素、矿物质和各类微量营养素共同构成了保卫身体健康的中坚力量。只有在这支"健康小队"的共同作用下，人体才能实现高效的自我修复、损伤逆转和微生物群调节。身体是一座了不起的"生化工厂"，只要给它足够的优质燃料，它就能自己调整到最佳工作模式。是否应该补充营养物质一直是现代社会一个备受争议的话题，但答案其实显而易见：研究表明，微量营养素摄入不足的问题在德国民众中普遍存在。企业员工、养老院的老人、学校的学生通常只能在食堂解决三餐；有些人差旅频繁，无暇自己烹饪；还有些人奔波于各种会议之间，在巨大的压力下艰难喘息——很多人虽然有着健康饮食的美好愿望，却往往限于客观条件无法实现。1/3的德国人有服药习惯，而药物会进一步抑制人体对微量营养素的吸收。

我的建议

只有您最清楚自己的生活规律、饮食习惯甚至是压力来源。根据我的经验，一般3~4个月后，很多人就能明显感受到健康饮食给肠道微生物群带来的积极变化。短期来看，微生物群调节的效果主要体现为更低的疾病感染率、更充沛的精力、更强的抗压能力和更好的情绪。在数百万年的进化中，人体得出了微生物群平衡所需的最佳膳食纤维摄入量。相比之下，各类营养协会的推荐摄入量可谓严重不足，所以请尽量在日常饮食中摄取足够的膳食纤维，并在必要时进行额外补充。

请注意，补充单一的维生素或矿物质其实意义不大。如果要补充，请将所有13种维生素、至少2种矿物质和包括碘在内的5～6种重要微量营养素一起纳入补充范围。再辅以膳食纤维的补充，效果会更好。

开——选择正确的脂肪来源

油脂是人体健康开关系统最重要的影响因素之一。ω-3脂肪酸对人体而言是最重要的脂肪之一，但是我们往往摄入不足。这种优质脂肪是大脑的重要组成部分，很大程度上影响着脑部信息传递速率。ω-3脂肪酸能让我们的注意力更集中，记忆力更强，并减缓大脑机能随年龄增长而出现的衰退。ω-3脂肪酸可以开启一系列健康按键：减少炎症、降低血压、疏通血管、平衡过度活跃的免疫系统以阻止其攻击自体组织……一个好消息是：任何时候开始补充ω-3脂肪酸都不晚。在补充ω-3脂肪酸后，血液中的ω-3脂肪酸水平一般需要5～6个月才会出现一定的提升。

请在日常饮食中避开有害的饱和脂肪酸，更多地选用不饱和脂肪酸。不饱和脂肪酸能降低血脂，增加细胞弹性，预防细胞黏连并改善整体血管情况。在提到"美味"二字时，希望您脑海中出现的菜肴是"鹰嘴豆泥和牛油果"，而非"奶酪和肉肠"。多食用一些颜色缤纷的自制佳肴，而不是面包抹黄油，用坚果和橄榄替代薯片等零食。坚果对血管健康的促进作用远胜过任何药物，是日常饮食中重要的健康脂肪来源。

优质脂肪还能优化肠道环境。有害的饱和脂肪酸会导致微生物群失调，引发许多慢性病。不饱和脂肪酸则能促进肠道微生物群向积极的方向发展。虽然人们生活在世界不同的地区，但长寿人群具有一个共通的特点，那就是较少摄入有害饱和脂肪酸。

在您眼中，自己的身体价值几何？您会给高级跑车加廉价汽油吗？如果不会的话，为什么要给身体这台大机器不断加入劣质燃料呢？平均1/3的德国人是肉类的忠实爱好者，每个人一生要食用46头整猪和4.1吨其他动物性食品，其中包括2.3吨香肠、1.6吨奶酪、405千克黄油和9 300升牛奶。如此巨量的红肉摄入必然给健康带来恶果：30岁以后，饱和脂肪酸会渐渐堵塞他们的血管。可能很多人还没意识到这种油脂的堆积会给纤细敏感的脑血管带来何种危害：细胞通透性变差，与阿尔茨海默病有关的基因被激活，大脑运行速度不断降低。动物性饱和脂肪酸还可能直接引发炎症，使人体过快老化，抑制人体的自我修复能力。

开——将体内数十亿微生物团结起来

平衡的肠道微生物群是身体健康的重要支柱：500多种不同的肠道微生物群日复一日、兢兢业业地加工和分解着膳食纤维，并释放对人体非常重要的多酚、抗炎物质以及调节情绪的快乐激素。此外，肠道微生物群还能直接给大脑"下达指令"，并通过释放活性物质来影响基因物质。我们的肠道"居民"还能激活免疫系统，保护肠壁并抑制肠道内有害菌的滋生。膳食纤维摄入不足、饮食营养缺乏或抗生素滥用都会给肠道微生物群带来损伤，造成微生物群多样性锐减；如果我们体内的数十亿微生物得不到足够的营养，它们就会举起反抗的大旗，啃噬肠道黏膜，引发各种肠道疾病等问题。生酮饮食法备受健身人士的推崇，却摒弃了优质碳水化合物和膳食纤维，转而摄入大量脂肪，这种饮食误区会给肠道微生物群以及身体整体健康带来极大损伤。

在体内微生物问题方面，请多一些集体主义思想，多为"他人"着想：毕竟您摄入的食物并不单单只为了满足您个"人"的口腹之欲，它们也是您体内肠道微生物群的重要营养来源。多食用豆类、蔬菜、水果等富含可溶性膳食纤维的超级食物和全谷物食品，让历史悠久的伪谷物在现代人的餐桌上大放异彩；尽量使用杏仁粉、亚麻籽粉或芝麻粉等富含膳食纤维的新型面粉；在抗生素治疗后及时补充益生菌以维持肠道环境稳定；用富含多酚的莓果和绿叶蔬菜来抚慰饥肠辘辘的微生物……总之，请您尽到一个"饲养者"的责任，照顾好您体内这些重要的"宠物"。

开——让自己幸福起来

幸福是所有人的共同追求，古往今来的人类都在不断寻找获得幸福感的途径。我们想发现生活的更多乐趣，想每天保持好心情，精神振奋、充满活力。说到快乐源泉，大多数人的第一反应是糖。食品工业也早就瞄准了这一点，抓住一切机会在各种产品中添加糖。糖能刺激大脑释放带来幸福感的神经递质，从而使我们情绪高涨。但随着时间的推移，我们大脑中接收这些信号的受体会越来越麻木，需要更大的剂量才能产生与原来等效的刺激。这就导致人们不自觉地摄入越来越多的糖。酒精和垃圾食品带来的快乐也是同理。而您不知道的是，这些所谓的"快乐食品"可能恰恰是让您失去快乐的祸根。糖、酒精和垃圾食品是引发炎症的源头，而炎症又会带来更大、更剧烈的情绪波动，甚至加剧抑郁症。此外，维生素摄入不足也可能导致抑郁。

我们想要更强的活力、更好的情绪，这一切只依靠糖和酒精的摄入并不能实现，我们完全有更健康的选择：很多研究表明，食物中的营养物质能使我们感到快乐。通过前面各章的介绍，我们知道：多彩的植物具有提振情绪的作用；蔬果中的抗氧化物质能有效应对人体的氧化压力，而氧化压力又是造成情绪波动的主要因素之一；神经递质的分解是正常生理过程；维生素D和B族维生素不仅是快乐激素生产过程中的重要参与者，维生素D还具有可媲美药物的抗抑郁功效；ω-3脂肪酸有助于稳定情绪，其抗抑郁功效也得到了研究证实；肠道微生物群紊乱是抑郁症的重要成因，因为5-羟色胺和多巴胺等大部分起稳定情绪作用的神经递质都来自益生菌，如果微生物群失衡，情绪波动必然随之而来。

研究表明，传统的地中海饮食法能最大程度降低抑郁症的发病。事实明摆着，为什么我们就是不愿意做出改变？爱因斯坦说过："疯狂就是不断重复同一件事，每次还期待不同的结果。"真正追求幸福的人会利用自然的馈赠——营养饮食实现目标。食用天然、原生的食物而非加工食品。健康的饮食是人体这座大工厂的总开关，好的情绪则是我们坚持下去的最大动力，一切都取决于您的选择。

是否有绝对健康的饮食方式

您心中肯定已经有了答案：全世界最长寿人群饮食中的90%都是蔬果。我们也在不同章节中了解了传统地中海饮食法的多重健康功效。

- 有助于延缓端粒衰老，寿命可延长5年；

- 有助于预防大脑功能衰退并维持记忆力；

- 能显著降低各类心血管疾病的发病概率；

- 比起降脂药，能更有效地预防致死性心肌梗死，且无任何副作用；

- 能预防抑郁症、减少情绪的剧烈波动；

- 就算是百岁老人也可以通过地中海饮食法将自己体内的微生物群维持在最佳状态。

水果、蔬菜、豆类、鱼类，每天一把坚果，喝一杯咖啡或茶，您不必忍饥挨饿，就能得到双倍的活力和健康。如果您已经患有某种疾病，也可以试着通过地中海饮食法扳回一局。原理很简单，地中海饮食的食材中含有丰富的营养物质，能有效促进身体进行自我修复，带给您更多的健康积分。但请注意，经过加工的植物营养素往往已经失去了原有的功效，请摒弃超市货架上经过高度加工的"伪植物"产品。在这种饮食方式下，体内微生物群才能达到最佳工作效率，从而使免疫系统的潜力得到最大程度的发挥。具体采用什么样的饮食方法，完全取决于您设定的健康目标。

"弹性素食"试验

现在纯素食品可谓风头正劲。12%的德国人践行过素食生活方式。为了写作本书，我和家人也尝试了长达6个月的素食饮食方式。但比起传统苛刻的素食方式，我们采用了"弹性素食"方式，即在饮食中加入酸奶和蛋类。一开始时我以为这会很困难，毕竟某位家庭成员宣称自己是"坚决不愿放弃任何美食的享受型"，而且他还是狂热的红肉和奶酪爱好者。

　　而我的问题大多是观念层面的。我不愿意将自己定义为传统意义上的素食主义者，也不愿意把素食形容为对身心的磨炼，这种论调总让我想起父母那辈人吃糠咽菜的艰苦场景，充满了上世纪的陈旧气息。我期待的是快乐素食。对于我来说最重要的三个问题是："好不好吃？""方不方便？""能否切实改善身体状态？"

　　这次的"弹性素食"给我们带来了出乎意料的成效：6个月内，我们很享受这种饮食，从未想过食用其他食物。期间我们吃过两次肉，但吃完后只觉得普普通通，并不见得比平日的蔬果更美味。事实上，无论是菜肴的味道还是丰富程度，我们在这半年中都得到了最佳体验。在"弹性素食"方式下，我有多种豆类、伪谷物可选择，有缤纷多彩的蔬果用来搭配，还有许多新推出的健康面粉可选用……素材烹调方面的创新更是无穷无尽！这段时期，我们的餐桌上出现过许多味蕾的"高光时刻"，这些美食现在已成为我们家庭烹饪的保留菜品。当然在这次素食尝试前，丰富健康的地中海饮食和亚洲菜肴早已是我家餐桌的常客。毕竟我写作关于营养饮食的书籍已有25年，行为也应与书中观点保持一致。但这次完全摒弃肉类调整为素食确实是一次全新的尝试。素食不再总与"乏味"联系在一起，而成为了"丰富"的同义词。

　　相关研究及我的自身经历都表明，健康的素食者耐力更持久，精力更充沛，新陈代谢更顺畅，身体表现更优秀！当然，您在日常生活中不必像我一样完全摒弃肉类，我只是用这种方式向您证明饮食中加入大量植物的好处。

开——经营生化工厂的最优方案

还记得开篇的弗莱德海姆先生的故事吗？通过补充维生素和饮食调整，这位先生的心脏足足年轻了30岁，并逐渐摆脱了各类药物，甚至79岁高龄还能登上海拔5 600米的高山。一开始您或许感到诧异，甚至难以置信，但在阅读完本书后，您可以相信，我们的身体确实拥有超乎想象的巨大自我修复潜力，这就是我们神奇的人体再生力。现在，在本书结尾，您可以结合全书内容，对自己进行一次整体评估和展望：

- 您的身体如何？它的运转状况是否良好？

- 一年后，您希望自己有怎样的身材和身体状况？请勾勒出具体的画面。然后在此基础上思考，随着年龄的增长身体又会发生哪些变化？

- 10年、20年、30年后的您将会是什么样？您希望那时的自己拥有什么样的生活感受？

- 60岁、70岁甚至80岁的您是否还能保持健康和活力？

您可以每天回顾这些问题，回想自己在本书中经历的奇妙人体探索之旅，并对自己当下的生活方式做出改变。

参考文献

[1] Li Y et al. Impact of Healthy Lifestyle Factors on Life Expectancies in the US Population. Circulation. 2018; 117:032047.

[2] Hüsing A et al. Lifestyle risk factors and residual life expectancy at age 40: a German cohort study. BMC Med. 2014; 12: 59.

[3] www.Statistika.de. 11.4.2019.

[4] Präventionsbericht 2019.Leistungen der gesetzlichen Krankenversicherung: Primärprävention und Gesundheitsförderung. 2019; 10.

[5] Munkyong P et al. The role of nutrition in enhancing immunity in aging. Age Disease. 2012; 3(1): 91–129.

[6] Dieser Tabelle wurden ergänzt mit den Erkenntnissen der neuen Vitamin-D-Forschung. In: Pludowski P., et al.: Vitamin D effects on musculoskeletal health, immunity, autoimmunity, cardiovascular disease, cancer, fertility, pregnancy, dementia and mortality. A review of recent evidence. Autoimmunity Reviews.2013; 10: 976–989.

[7] Meydani SN et al. Serum zinc and pneumonia in nursing home elderly. Am J Clin Nutr. 2012; 86: 1167–1173.

[8] Bergmann P. Vitamin D and Respiratory Tract Infections: A Systematic Review and Meta-Analysis of Randomized Controlled Trials. Plos One. 2013;8(6): e65835

[9] Bergmann P. Vitamin D and Respiratory Tract Infections: A Systematic Review and Meta-Analysis of Randomized Controlled Trials. Plos One. 2013;8(6): e65835

[10] Meydani S et al. Vitamin E and respiratory tract infections in elderly nursing home residents: a randomized controlled trial. Jama.2004; 292: 828–836.

[11] Charan, J. Vitamin D for prevention of respiratory tract infections: A systematic review and meta-analysis. J Pharm. 2012; 3(4): 300.

[12] Bergmann P. Vitamin D and Respiratory Tract Infections: A Systematic Review and Meta-Analysis of Randomized Controlled Trials. Plos One. 2013;8(6): e65835

[13] Martineau A et al. Vitamin D supplementation to prevent acute respiratory tract infections: systematic review and meta-analysis of individual participant data. BMJ. 2017; i6583.

[14] Hemilä H. Vitamin C for preventing and treating the common cold. Cochrane Dat Syst Rev. 2013.

[15] Hemilä H et al. Vitamin C for preventing and treating the common cold. Cochrane

Database Syst Rev. 2013; 1:CD000980.

[16] Somerville V. Effect of Flavonoids on Upper Respiratory Tract Infections and Immune Function: A Systematic Review and Meta-Analysis. Adv Nutr. 2016; 7(3): 488–97.

[17] Nationale Verzehrstudie II. Bundesministerium für Ernährung, Landwirtschaft und Verbraucherschutz. Max Rubner Institut. 2007.

[18] Gibson A. Effect of fruit and vegetable consumption on immune function in older people: a randomized controlled trial. Am J Clin Nutr. 2012; 96: 1429–36.

[19] Hosseini B et al. Effects of fruit and vegetable consumption on inflammatory biomarkers and immune cell populations: a systematic literature review and meta-analysis. Am J Clin Nutr. 2018; 108: 136–55.

[20] Bøhn S et al. Blood cell gene expression associated with cellular stress defense is modulated by antioxidant-rich food in a randomised controlled clinical trial of male smokers. BMC Med. 2010; 8: 54.

[21] Müller L et al. Effect of broccoli sprouts and live attenuated influenza virus on peripheral blood natural killer cells: a randomized, double-blind study. PLoS ONE. 2016; 11(1): e0147742.

[22] Jeong S et al. Dietary intake of Agaricus bisporus white button mushroom accelerates salivary immunoglobulin A secretion in healthy volunteers. Nutr. 2012; 28(5): 527–531.

[23] Wong J et al. Mushroom extracts and compounds with suppressive action on breast cancer: evidence from studies using cultured cancer cells, tumor-bearing animals, and clinical trials. Appl Micr Biotech. 2020; 104: 4675–4703.

[24] Djibril Ba. Mushroom Consumption Is Associated with Low Risk of Cancer: A Systematic Review and Meta-Analysis of Observation Studies. Curr Dev Nutr. 2020; 4(2): 307.

[25] McAnulty L et al. Effect of blueberry ingestion on natural killer cell counts, oxidative stress, and inflammation prior to and after 2.5 h of running. Appl Phys Nutr Metab. 2011; 36(6): 976–984.

[26] McAnulty L et al. Six weeks daily ingestion of whole blueberry powder increases natural killer cell counts and reduces arterial stiffness in sedentary males and females. Nutr Res. 2014; 34(7): 577–584.

[27] Nantz M et al. Consumption of cranberry polyphenols enhances human γδ-Tcells proliferation and reduces the number of symptoms associated with colds and

influenza: a randomized, placebo-controlled intervention study. Nutr J. 2013; 12:161.

[28] Hosseini B et al. Effects of fruit and vegetable consumption on inflammatory biomarkers and immune cell populations: a systematic literature review and meta-analysis. Am J Clin Nutr. 2018; 108: 136–55.

[29] Ding S et al. Regulation of Immune Function by Polyphenols. J Imm Res. 2018; 1–8.

[30] Hooper L. You AhR What You Eat: Linking Diet and Immunity. Cell. 2011; 147(3): 489–491.

[31] Versuchsreihe an der Penn State University von Levine mit neuen CART Therapie. https://cen.acs.org/articles/92/i40/Immune-System-Fights-Back.html

[32] Nieman D et al. Upper respiratory tract infection is reduced in physically fit and active adults. Br J Sp Med. 2010; 45(12): 987–992.

[33] Baum J et al. Protein consumption and the elderly: what is the optimal level of intake. Nutrients. 2016; 8(6): 359.

[34] Li T et al. The dose–response effect of physical activity on cancer mortality: findings from 71 prospective cohort studies. Br J Sport Med.2015; 50(6): 339–345.

[35] Moore S et al. Association of Leisure-Time Physical Activity With Risk of 26 Types of Cancer in 1.44 Million Adults. JAMA. 2016; 176(6): 816.

[36] Prior R et al. Plasma antioxidant capacity changes following a meal as a measure of the ability of a food to alter in vivo antioxidant status. J Am Col Nutr. 2007; 26(2): 170–181.

[37] Mohanty P. Glucose Challenge Stimulates Reactive Oxygen Species (ROS) Generation by Leucocytes. J Clin Endocr Met. 2000; 85(8): 2970–2973.

[38] Mohanty P. Glucose Challenge Stimulates Reactive Oxygen Species (ROS) Generation by Leucocytes. J Clin Endocr Met. 2000; 85(8): 2970–2973.

[39] Boyer J et al. Apple phytochemicals and their health benefits. Nutr J. 2004; 3:5.

[40] Rautiainen S et al. Total Antioxidant Capacity from Diet and Risk of Myocardial Infarction: A Prospective Cohort of Women. Am J Med. 2012; 125(10): 974–980.

[41] Rautiainen S et al. Total Antioxidant Capacity of Diet and Risk of Stroke: A Population-Based Prospective Cohort of Women. Stroke. 2011; 43(2): 335–340.

[42] Black C. Is depression associated with increased oxidative stress? A systematic review and meta-analysis. Psychoneuroendocrinology, 2015; 51: 164–175.

[43] Ma L et al. A dose–response meta-analysis of dietary lutein and zeaxanthin intake in relation to risk of age-related cataract. Arc Clin Exp Opht. 2013; 252(1): 63–70.

[44] Zhang Y et al. Vitamin E and risk of age-related cataract: a meta-analysis. Publ

Health Nutr. 2015; 18(15): 2804–2814.

[45] Wei L et al. Association of vitamin C with the risk of age-related cataract: a meta-ana-lysis. Act Opht. 2015; 94(3): e170–e176.

[46] Zhao L. Evidence-Based Eye Disease Study Research Group. The Effect of Multivitamin/Mineral Supplements on Age-Related Cataracts: A Systematic Review and MetaAnalysis. Nutrients. 2014; 6(3): 931–949.

[47] Prior R et al. Plasma antioxidant capacity changes following a meal as a measure of the ability of a food to alter in vivo antioxidant status. J Am Col Nutr. 2007; 26(2): 170–181.

[48] Carlsen M et al. The total antioxidant content of more than 3100 foods, beverages, spices, herbs and supplements used worldwide. Nutr J. 2010; 9(1).

[49] Anmerkung: In der Studie wurde standardisiertes Heidelbeer-Pulver verwendet, was 75g Heidelbeeren entsprechen würde. Blacker B et al. Consumption of blueberries with a high-carbohydrate, low-fat breakfast decreases postprandial serum markers of oxidation. Brit J Nutr. 2012; 109(09), 1670–1677.

[50] Darvin M et al. One-year study on the variation of carotenoid antioxidant substances in living human skin: influence of dietary supplementation and stress factors. Journal of Biomedical Optics, 13(4), 044028.

[51] Grosso G et al. Coffee consumption and risk of all-cause, cardiovascular, and cancer mortality in smokers and non-smokers: a dose-response meta-analysis. Eur J Epid. 2016; 31: 1191–1205.

[52] Crippa et al. Coffee Consumption and Mortality From All Causes, Cardiovascular Disease, and Cancer: A Dose-Response Meta-Analysis. Am J Epid. 2014; 180(8), 763–775.

[53] Grosso G et al. Coffee consumption and risk of all-cause, cardiovascular, and cancer mortality in smokers and non-smokers: a dose-response meta-analysis. Eur J Epid. 2016; 31: 1191–1205.

[54] Pang J et al. Green tea consumption and risk of cardiovascular and ischemic related diseases: A meta-analysis. Int J Card. 2016; 202: 967–74.

[55] U.S. Department of Agriculture, Agricultural Research Service. 2010. Oxygen Radical Absorbance Capacity (ORAC) of Selected Foods, Release 2. Nutrient Data Laboratory Home Page: http://www.ars.usda.gov/nutrientdata/orac

[56] Yashin, A et al. Antioxidant Activity of Spices and Their Impact on Human Health: A Review. Antioxidants. 2017; 6 (3): 70.

[57] Aggarwal B et al. Potential of Spice-Derived Phytochemicals for Cancer Prevention. Planta Medica. 2008; 74(13): 1560–1569.

[58] Kunnumakkara A et al. Chronic diseases, inflammation, and spices: how are they linked. J Transl Med 2018; 16:14.

[59] Aggarwal B et al. Curcumin, the golden nutraceutical: multitargeting for multiple chronic diseases. British Journal of Pharmacology. 2016; 174 (11): 1325–48.

[60] Aggarwal B. Prevention and Treatment of Lung Cancer. Lecture. 23.12.2012. Accessed via YouTube: https://www.youtube.com/watch?v=XT7vXV7MCmE

[61] SDA Database ORAC of Selected Foods, Release 2. Prepared by Nutrient Data Laboratory, Beltsville Human Nutrition Research Center (BHNRC), Agricultural Research Service (ARS), U.S. Department of Agriculture (USDA) – May 2010.

[62] Ghisleni G et al. Curcumin in Depressive Disorders. Curcumin for Neurological and Psychiatric Disorders. Neurochem Pharm Prop. 2019: 459–477.

[63] Lin B et al. Effects of anthocyanins on the prevention and treatment of cancer. Br J Pharmacol. 2016; 174(11): 1226–43.

[64] Statistischen Bundesamtes 2017. www-genesis.destatis.de

[65] Verbringen Sie mit folgenden Medien eher zu viel oder eher zu wenig Zeit? Statistika.com. 3.3.2020.

[66] Schnurrer J et al. Zur Häufigkeit und Vermeidbarkeit von tödlichen unerwünschten Arzneimittelwirkungen. Internist. 2013; 44: 889–895.

[67] Suchwort: Jürgen C Fröhlich. Wikipedia.de. 3.4.2020.

[68] Light D et al. Institutional Corruption of Pharmaceuticals and the Myth of Safe and Effective Drugs. J Law Med Ethics. 2013; 41(3): 590–600.

[69] Bis zu 20.000 Tote durch Krankenhausinfektionen. Tagesschau.de. 14.11.2019.

[70] So viele Medikamente nehmen die Deutschen. TK Gesundheitsreport 16.8.2016. www.gesundheitsstadt-berlin.de

[71] Wie Ärzte Ihre Patienten gefährden. RP-Online. 25.11.2013.

[72] Larsson S et al. Dietary Potassium Intake and Risk of Stroke: A Dose-Response MetaAnalysis of Prospective Studies. Stroke. 2011; 42(10): 2746–2750.

[73] Ochsmann E et al. Medizinstudium: Berufseinstieg bereitet vielen Absolventen Probleme. Dtsch Aerztebl. 2010; 107(14): A-654 / B-570 / C-562.

[74] Weltweite Analyse: Ärzte haben nur wenige Minuten pro Patient. Spiegel. 8.11.2017.

[75] Ornish D et al. Avoiding revascularization with lifestyle changes: the multicenter lifestyle demonstration project. The American Journal of Cardiology. 1998; 82(10):

72–76.

[76] Ornish D et al. Intensive Lifestyle Changes for Reversal of Coronary Heart Disease. JAMA. 1998 ; 280(23): 2001.

[77] Dr. Ulrich Strunz. Neue Wunder der Heilung. Thieme Verlag. 2020.

[78] Aguado T et al. Telomere Length Defines the Cardiomyocyte Differentiation Potency of Mouse Induced Pluripotent Stem Cells. Stem cell. STEMCELLS. 2017; 35: 362–373.

[79] Tucker L et al. Consumption of nuts and seeds and telomere length in 5582 men and women of the national health and nutrition Survey (NHANES). J Nutr Health Aging. 2017; 21 (3): 233–240.

[80] Zellalterung lässt sich bremsen. Der Telomer-Effekt: Nobelpreisträgerin erklärt, wie Sie das Altern hinauszögern. Focus online. 8.10.2019.

[81] Wang Q. et al. Telomere Length and All-Cause Mortality: A Meta-analysis. Ageing Res Rev.2018; 48: 11–20.

[82] Wang Q et al. Telomere Length and All-Cause Mortality: A Meta-analysis. Ageing Res Rev. 2018; 48:11-20.

[83] Haycock P. C. et al. Leucocyte telomere length and risk of cardiovascular disease: systematic review and meta-analysis. BMJ. 2014; 349: g4227.

[84] Aguado T et al. Telomere Length Defines the Cardiomyocyte Differentiation Potency of Mouse Induced Pluripotent Stem Cells. Stem cell. STEMCELLS. 2017; 35: 362–373.

[85] Willeit P et al. Leucocyte Telomere Length and Risk of Type 2 Diabetes Mellitus: New Prospective Cohort Study and Literature-Based Meta-Analysis. Plos One. 2014: 9 (11): e112483.

[86] Weisher M Short telomere length, cancer survival, and cancer risk in 47 102 individuals. J Natl Cancer Inst. 2013; 105: 459–468.

[87] Hongxia M et al. Shortened Telomere Length Is Associated with Increased Risk of Cancer: A Meta-Analysis. 2011. Plos One. 2011; 6 (6): e2046.

[88] Forero D et al. Meta-analysis of Telomere Length in Alzheimer's Disease. Gerontol A Biol Sci Med Sci. 2016; 71 (8): 1069–1073.

[89] Shivappa N et al. Association between the dietary inflammatory index and telomere length and C-reactive protein from the NHANES. Mol Nutr Food Res. 2016; 61(4).

[90] Leung C et al. Soda and cell aging: associations between sugar-sweetened beverage consumption and leukocyte telomere length in healthy adult from the NHANES study.

AJPH. 2014; 104 (12): 2425–2431.

[91] Leung C et al. Soda and cell aging: associations between sugar-sweetened beverage consumption and leukocyte telomere length in healthy adult from the NHANES study. AJPH. 2014; 104 (12): 2425–2431.

[92] Astuti Y et al. Cigarette smoking and telomere length: A systematic review of 84 studies and meta-analysis. Environmental Research. 2017; 158: 480–489.

[93] Freitas-Simoes et al. Nutrients, foods, dietary pattern and telomere length: Update of epidemiological studies and randomized trials. Metabolism. Metabolism. 2016; 406–515.

[94] Tucker, L. Dietary Fiber and Telomere Length in 5674 U.S. Adults: An NHANES Study of Biological Aging. Nutrients. 2018; 10 (4): 400.

[95] Tucker, L.A. Consumption of nuts and seeds and telomere length in 5,582 men and women of the National Health and Nutrition Examination Survey (NHANES). J Nutr Health Aging. 2017; 21: 233–240.

[96] Li H et al. Nut consumption and risk of metabolic syndrome and overweight/obesity: a meta-analysis of prospective cohort studies and randomized trials. Nutr Metab. 2018; 15(1).

[97] Baer, D et al. Walnuts Consumed by Healthy Adults Provide Less Available Energy than Predicted by the Atwater Factors. J Nut. 2015: 146(1): 9–13.

[98] Tapsell L et al. The Effect of a Calorie Controlled Diet Containing Walnuts on Substrate Oxidation during 8-hours in a Room Calorimeter. J Am Coll Nutr. 2008; 28(5): 611–617.

[99] Crippa et al. Coffee Consumption and Mortality From All Causes, Cardiovascular Disease, and Cancer: A Dose-Response Meta-Analysis. Am J Epid. 2014; 180(8), 763–775.

[100] Crippa et al. Coffee Consumption and Mortality From All Causes, Cardiovascular Disease, and Cancer: A Dose-Response Meta-Analysis. Am J Epid. 2014; 180(8): 763–775.

[101] Je, Y et al. Coffee Consumption and Total Mortality: A Meta-Analysis of Twenty Prospective Cohort Studies. Brit J Nutr. 2014;111(7): 1162–73.

[102] Tucker, L. A. Caffeine consumption and telomere length in men and women of the National Health and Nutrition Examination Survey (NHANES). Nutr Metab. 2017; 14(1).

[103] Liu JJ. Et al. Coffee Consumption Is Positively Associated with Longer Leukocyte

Telomere Length in the Nurses' Health Study. J Nutr. 2016; 146: 1373–8.

[104] Chan, R. et al. Chinese tea consumption is associated with longer telomere length in elderly Chinese men. Brit J Nutr, 2009; 103(01), 107

[105] Mazidi M et al. Mineral and vitamin consumption and telomere length among adults in the US. Pol Arch Intern Med. 2017; 127 (2): 87–90.

[106] Mazidi M et al. Mineral and vitamin consumption and telomere length among adults in the US. Pol Arch Intern Med. 2017; 127 (2): 87–90.

[107] Qun Xu et al. Multivitamin use and telomere length in women Am J Clin Nutr. 2009; 89 (6): 1857–1863.

[108] Brent R et al. Higher serum vitamin D concentrations are associated with longer leukocyte telomere length in women. Am J Clin Nutr: 2007; 86 (5): 1420–1425.

[109] Farzaneh-Far R, Blackburn E et al. Association of Marine Omega-3 Fatty Acid Levels With Telomeric Aging in Patients With Coronary Heart Disease. JAMA. 2010; 303 (3): 250.

[110] Liu, J. Et al. Plasma Vitamin D Biomarkers and Leukocyte Telomere Length. Am J Epid. 2013; 177 (12): 1411–1417.

[111] Brent R et al. Higher serum vitamin D concentrations are associated with longer leukocyte telomere length in women. Am J Clin Nutr: 2007; 86 (5): 1420–1425.

[112] Wang, D et al. Association of Specific Dietary Fats With Total and Cause-Specific Mortality. JAMA Int Med. 2016; 176(8): 1134.

[113] Seidelmann S et al. Dietary carbohydrate intake and mortality: a prospective cohort study and meta-analysis. Lancet Pub Health. 2018; 3: e419–28.

[114] Crous-Bou M et al. Mediterranean diet and telomere length in Nurses' Health Study: population based cohort study. BMJ. 2014; 349:g6674.

[115] Ornish D, Blackburn E et al. Increased telomerase activity and comprehensive lifestyle changes.: A pilot study. Lancet Oncol. 2008; 9 (11): 1048–1057.

[116] Ornish D et al. Changes in prostate gene expression in men undergoing an intensive nutrition and lifestyle intervention. Proc Nat Acad Sci. 2008; 105(24): 8369–8374.

[117] Ornish D et al. Effect of comprehensive lifestyle changes on telomerase activity and telomere length in men with biopsy-proven low-risk prostate cancer: 5-year follow-up of a descriptive pilot study. Lancet Oncol. 2013;14(11): 1112–20

[118] Horta B et al. Breastfeeding and intelligence: a systematic review and meta-analysis. Acta Paed. 2015; 104, 14–19.

[119] Mulder et al. Omega-3 Fatty Acid Deficiency in Infants before Birth Identified

Using a Randomized Trial of Maternal DHA Supplementation in Pregnancy. PLoS ONE. 2014; 9(1):e83764.

[120] Shulkin M et al. N–3 Fatty Acid Supplementation in Mothers, Preterm Infants, and Term Infants and Childhood Psychomotor and Visual Development: A Systematic Review and Meta-Analysis. J Nutr. 2918; 148(3): 409–418.

[121] Courchesne E et al. Normal Brain Development and Aging: Quantitative Analysis at in Vivo MR Imaging in Healthy Volunteers. Radiology. 200; 216(3): 672–682.

[122] Myanga K et al. DHA shortens P300 latency in healthy persons. Int Conf on Highly unsaturated fatty acids. Barcelona, 1996. In: Simopoulos A. The Omega-3-Diet S. 89f. Harper Publishing, 1999.

[123] Khan N et al. The relation of saturated fats and dietary cholesterol to childhood cognitive flexibility. Appetite. 2015; 93: 51–56.

[124] Muldoon M et al. Serum phospholipid DHA is associated with cognitive functioning during middle adulthood. J Nutr 2010; 140: 848–853.

[125] Muldoon et al. Improved Working Memory but No Effect on Striatal Vesicular Monoamine Transporter Type 2 after Omega-3 Polyunsaturated Fatty Acid Supplementation. Plos One. October 03, 2012.

[126] Chang J et al. Omega-3 Polyunsaturated Fatty Acids in Youths with Attention Deficit Hyperactivity Disorder: a Systematic Review and Meta-Analysis of Clinical Trials and Biological Studies. Neuropsychopharmacol. 2018; 43: 534–545.

[127] Bakre A et al. Association between fish consumption and risk of dementia: a new study from China and a systematic literature review and meta-analysis. Pub Health Nutr. 2018;21(10): 1921–1932.

[128] Witte AV et al. Long-chain omega-3 fatty acids improve brain function and structure in older adults. Cerb Cortex. 2014; 11: 3059–3068.

[129] Samieri C et al. Fish Intake, Genetic Predisposition to Alzheimer Disease, and Decline in Global Cognition and Memory in 5 Cohorts of Older Persons. Am J Epid. 2017; 187(5): 933–940.

[130] Tan ZS et al. Red blood cell omega-3 fatty acid levels and markers of accelerated brain aging. Neurology. 2012; 78(9): 658–664.

[131] Pottala J et al. Higher RBC EPA + DHA corresponds with larger total brain and hippocampal volumes: WHIMS-MRI Study. Neur. 2014; 82(5): 435–442.

[132] Virtanen J et al. Circulating Omega-3 Polyunsaturated Fatty Acids and Subclinical Brain Abnormalities on MRI in Older Adults: JAHA. 2013; 2(5):000305.

[133] Scarmeas N et a. Nutrition and prevention of cognitive impairment. Lancet Neur. 2018; 17:1006.

[134] Okereke O et al. Dietary fat types and 4-year cognitive change in community-dwelling older women. Ann Neur. 2012; 72(1): 124–134.

[135] Roher A et al. Intracranial atherosclerosis as a contributing factor to Alzheimer's disease dementia. Alz & Dem. 2011; 7(4): 436–444.

[136] Cao G t al. Dietary Fat Intake and Cognitive Function among Older Populations: A Systematic Review and Meta-Analysis. J Prev Alz Dis. 2019; 6: 204–211.

[137] Del Tredici K et al. Neurofibrillary changes of the Alzheimer type in very elderly individuals: Neither inevitable nor benign. Neuro Aging.2008; 29(8): 1133–1136.

[138] Roher A et al. Intracranial atherosclerosis as a contributing factor to Alzheimer's disease dementia. Alz Dem. 2011; 7(4): 436–444.

[139] ohnson E et al. Relationship between Serum and Brain Carotenoids, α-Tocopherol, and Retinol Concentrations and Cognitive Performance in the Oldest Old from the Georgia Centenarian Study. J Aging Res. 2013; 2013: 1–13.

[140] Renzi L et al. Relationships between macular pigment optical density and cognitive function in unimpaired and mildly cognitively impaired older adults. Neur Aging. 2014; 35(7), 1695–1699.

[141] Morris M et al. Nutrients and bioactives in green leafy vegetables and cognitive decline. Neurology. 2017; 90(3): e214–e222.

[142] Nooyens A et al. Diet and cognitive decline at middle age: the role of antioxidants. Br J Nutr. 2015, 113(09), 1410–1417.

[143] Barnett S et al. Macular pigment optical density is positively associated with academic performance among preadolescent children. Nutr Neuro. 2017; 1–9.

[144] Lindbergh C et al. Lutein and Zeaxanthin Influence Brain Function in Older Adults: A Randomized Controlled Trial. J Int Neuro Soc.2017; 24(01): 77–90.

[145] Devore E et al. Dietary intakes of berries and flavonoids in relation to cognitive decline. Ann Neur. 2012; 72(1): 135–143.

[146] Whyte A et al. Cognitive effects following acute wild blueberry supplementation in 7- to 10-year-old children. Eur J Nutr. 2016; 55: 2151–2162.

[147] Kent Ket al. Consumption of anthocyanin-rich cherry juice for 12 weeks improves memory and cognition in older adults with mild-to-moderate dementia. Eur J Nutr. 2017; 56: 333–341.

[148] Craddock J et al. Vegetarian-Based Dietary Patterns and their Relation with

Inflammatory and Immune Biomarkers: A Systematic Review and Meta-Analysis. Adv Nutr.2019; 10(3): 433–451.

[149] Jiang X et al. Increased Consumption of Fruit and Vegatables Is Related to a Reduced Risk of Cognitive Impairment and Dementia: Meta-Analysis. Frontiers in AgingNeurosci. 2017; 9:18.

[150] Grosso G et al. Role of Omega-3 Fatty Acids in the Treatment of Depressive Disorders:A comprehensive Meta-Analysis of Randomized Clinical Trials. PLoS ONE. 2014; 9(5):e96905.

[151] Lucas M et al. Inflammatory dietary pattern and risk of depression among women. Brain Beh Im. 2014; 36: 46–53.

[152] Lindqvist D. Oxidative stress, inflammation and treatment response in major depression. Psychoneuroendocrinology. 2017; 76: 197–205.

[153] Fernandez S et al. Oxidative stress and antioxidant parameters in patients with major depressive disorder compared to healthy controls before and after antidepressant treatment: results from a meta-analysis. J Clin Psy. 2015; 76(12): 1658–1667.

[154] Dixon E. Dietary inhibitors of monoamine oxidase A. J Neural Transm. 2011; 118: 1031–1041.

[155] Beezhold B et al. Restriction of meat, fish, and poultry in omnivores improves mood: A pilot randomized controlled trial. Nutr J. 2012; 11:9.

[156] Fresán U et al. Does the MIND diet decrease depression risk? A comparison with Mediterranean diet in the SUN cohort. Eu J Nutr. 7.3.2018.

[157] Loughrey D et al. The Impact of the Mediterranean Diet on the Cognitive Functioning of Healthy Older Adults: A Systematic Review and Meta-Analysis. Adv Nutr. 2017; 8(4):571–58.

[158] Law M et al. Use of blood pressure lowering drugs in the prevention of cardiovascular disease: meta-analysis of 147 randomised trials in the context of expectations from prospective epidemiological studies. BMJ. 2009; 338: b1665–b1665.

[159] Beauchet O et al. Blood pressure levels and brain volume reduction. J Hypert. 2917; 31(8): 1502–1516.

[160] Albanese E et al. Body mass index in midlife and dementia: Systematic review and meta- analysis. Alz Dem. 2017; 8: 165–178.

[161] Larsson S et al. Dietary Potassium Intake and Risk of Stroke: A Dose-Response

MetaAnalysis of Prospective Studies. Stroke. 2011; 42(10): 2746–2750.

[162] okoyama Y et al. Vegetarian Diets and Blood Pressure. A meta-analysis. JAMA. 2014; 174(4): 577.

[163] Yokoyama Y et al. Vegetarian Diets and Blood Pressure. A meta-analysis. JAMA. 2014; 174(4): 577.

[164] McDougall J et al. Effects of 7 days on an ad libitum low-fat vegan diet: the McDougall Program cohort. Nutr J. 2014; 13: 99.

[165] Miller P et al. Long-Chain Omega-3 Fatty Acids. EPA, DHA and Blood Pressure: A Meta-Analysis of Randomized Controlled Trials. Am J Hypert. 2014; 7 (79): 885–96.

[166] Kapil V et al. Dietary Nitrate Provides Sustained Blood Pressure Lowering in Hypertensive Patients: A Randomized, Phase 2, Double-Blind, Placebo-Controlled Study. Hypert. 2014;65(2): 320–327.

[167] Siervo M. Inorganic Nitrate and Beetroot Juice Supplementation Reduces Blood Pressure in Adults: A Systematic Review and Meta-Analysis. J Nutr. 2013; 143(6): 818–826.

[168] Long S et al. Effects of Vitamin and Mineral Supplementation on Stress, Mild Psychiatric Symptoms, and Mood in Nonclinical Samples. Psych Med. 2013; 75(2): 144–153.

[169] ARD Büffett 16.3.2020.

[170] Nationale Verzehrstudie II. Bundesministerium für Ernährung, Landwirtschaft und Verbraucherschutz. Max Rubner Institut. 2007

[171] Smith A. Homocysteine-Lowering by B Vitamins Slows the Rate of Accelerated Brain Atrophy in Mild Cognitive Impairment: A Randomized Controlled Trial. PLoS ONE. 2010; 5 (9): e12244.

[172] Douaud G. Preventing Alzheimer's disease-related gray matter atrophy by B-vitamin treatment. Proc Nat Acad Sci.2013; 110(23): 9523–9528.

[173] Spedding S. Vitamin D and Depression: A Systematic Review and Meta-Analysis Comparing Studies with and without Biological Flaws. Nutrients. 2014; 6: 1501–1518.

[174] Chai B et al. Vitamin D deficiency as a risk factor for dementia and Alzheimer's disease: an updated meta-analysis. BMC Neur. 2019; 19(1.)

[175] Baghai T et al. Major depressive disorder is associated with cardiovascular risk factors and low Omega-3 index. J Clin Psychiatry. 2011;72(9): 1242–7.

[176] Albert, B., Derraik, J., Cameron-Smith, D. et al. Fish oil supplements in New

Zealand are highly oxidised and do not meet label content of n-3 PUFA. Sci Rep. 2015; 5: 7928.

[177] Strong J. Prevalence and Extent of Atherosclerosis in Adolescents and Young Adults Implications for Prevention from the Pathobiological Determinants of Atherosclerosis in Youth Study. JAMA. 1999; 281(8): 727.

[178] Miner M et al. Prognostic utility of erectile dysfunction for cardiovascular disease in younger men and those with diabetes. Am Heart J. 2012; 164 (1): 21–28.

[179] Siervo M. Inorganic Nitrate and Beetroot Juice Supplementation Reduces Blood Pressure in Adults: A Systematic Review and Meta-Analysis. J Nutr. 2013; 143(6): 818–826.

[180] David Cameron. The Game Changer. Netflix. 2019.

[181] US-Studie: Bei bestimmten Herzerkrankungen sind OPs oft überflüssig. Spiegel. 19.19.2019. Anmerkung Originalstudie: Mathias I et al. ISCHEMIA Trial: A Hope or a Hype for Patients with Stable Coronary Artery Disease? Am J Med. 2019

[182] Ornish D et al. Avoiding revascularization with lifestyle changes: the multicenter lifestyle demonstration project. The American Journal of Cardiology. 1998; 82(10): 72–76.

[183] Ornish D et al. Intensive Lifestyle Changes for Reversal of Coronary Heart Disease. JAMA. 1998 ; 280(23): 2001.

[184] Die NNT Seite wertet Metaanalysen aus und berechnet die „number need to treat". https://www.thennt.com/nnt/statins-for-heart-disease-prevention-without-prior-heart-disease-2/

[185] https://www.thennt.com/nnt/mediterranean-diet-for-post-heart-attack-care/

[186] https://www.thennt.com/nnt/statins-for-heart-disease-prevention-with-known-heartdisease/

[187] https://www.thennt.com/nnt/mediterranean-diet-for-heart-disease-prevention-without-known-heart-disease/

[188] Devries S et al. A Deficiency of Nutrition Education and Practice in Cardiology. Am J Med. 2017; 130 (11): 1298–1305.

[189] Grosso, G et al. Nut consumption on all-cause, cardiovascular, and cancer mortality risk: a systematic review and meta-analysis of epidemiologic studies. Am J Clin Nutr. 2015; 101(4): 783–793.

[190] Guasch-Ferré, M et al. Frequency of nut consumption and mortality risk in the PREDIMED nutrition intervention trial. BMC Med. 2013; 11: 164.

[191] Estruch, R et al. Primary Prevention of Cardiovascular Disease with a Mediterranean Diet. N Engl J Med. 2013: 368(14): 1279–1290.

[192] Del Gobbo L et al. Effects of tree nuts on blood lipids, apolipoproteins, and blood pressure: systematic review, meta-analysis, and dose-response of 61 controlled intervention trials. Am J Clin Nutr. 2015;102(6): 1347–56.

[193] Hu F et al. Effects of walnut consumption on blood lipids and other cardiovascular risk factors: an updated meta-analysis and systematic review of controlled trials. American J Clin Nutr. 2018; 109; 174-87.

[194] Baltaci Y et al. Effect of pistachio diet on lipid parameters, endothelial function, inflammation, and oxidative status: A prospective study. Nutr. 2010; 26(4), 399–404.

[195] Xiao Y et al. Effect of nut consumption on vascular endothelial function: A systematic review and meta-analysis of randomized controlled trials. Clin Nutr. 2018; 37(3): 831–839.

[196] Grosso, G et al. Nut consumption on all-cause, cardiovascular, and cancer mortality risk: a systematic review and meta-analysis of epidemiologic studies. Am J Clin Nutr. 2015; 101(4): 783–793.

[197] Del Gobbo L et al. Effects of tree nuts on blood lipids, apolipoproteins, and blood pressure: systematic review, meta-analysis, and dose-response of 61 controlled intervention trials. Am J Clin Nutr. 2015;102(6): 1347–56.

[198] Hu F et al. Effects of walnut consumption on blood lipids and other cardiovascular risk factors: an updated meta-analysis and systematic review of controlled trials. American J Clin Nutr. 2018; 109: 174-87.

[199] Baltaci Y et al. Effect of pistachio diet on lipid parameters, endothelial function, inflammation, and oxidative status: A prospective study. Nutr. 2010; 26(4), 399–404.

[200] Kosti R. Mediterranean diet, stroke, cognitive impairment, and depression: A metaanalysis. Annals of Neurology. 2013; 74(4): 580–591.

[201] Sofi F et al. Mediterranean diet and health status: an updated meta-analysis and a proposal for a literature-based adherence score. Pub Health Nutr. 2013; 17(12): 2769–2782.

[202] Grosso G et al. A comprehensive meta-analysis on evidence of Mediterranean diet and cardiovascular disease: Are individual components equal? Crit Rev Food Sci Nutr. 2013; 57(15), 3218–3232.

[203] Sacks F et al. Dietary Fats and Cardiovascular Disease: A Presidential Advisory from the American Heart Association. Circulation. 2017; 136(3): e1–e23.

[204] Aune D et al. Fruit and vegetable intake and the risk of cardiovascular disease, total cancer and all-cause mortality—a systematic review and dose-response meta-analysis of prospective studies. Int J Epid. 2017; 46(3): 1029–1056.

[205] Rautiainen S et al. Total Antioxidant Capacity from Diet and Risk of Myocardial Infarction: A Prospective Cohort of Women. Am J Med. 2012; 125(10): 974–980.

[206] Marventano S et al. Legume consumption and CVD risk: a systematic review and meta-analysis. Public Health Nutr. 2016; 20(02): 245–254.

[207] Bazzano L et al. Non-soy legume consumption lowers cholesterol levels: A meta-analysis of randomized controlled trials. Nutr Metab Cardio Dis. 2011; 21(2): 94–103.

[208] Blanco-Mejia S et al. A Meta-Analysis of 46 Studies Identified by the FDA Demonstrates that Soy Protein Decreases Circulating LDL and Total Cholesterol Concentrations in Adults. J Nutr. 2019; doi:10.1093/jn/nxz020

[209] Yan Z et al. Association between consumption of soy and risk of cardiovascular disease: A meta-analysis of observational studies. Eur J Prev Card. 2017; 24(7): 735–47.

[210] Viranda H et al. Effect of Dietary Pulses on Blood Pressure: A Systematic Review and Meta-analysis of Controlled Feeding Trials. Am J Hypert. 2014; 27: 56–64.

[211] Siri-Tarino P et al. Meta-analysis of prospective cohort studies evaluating the association of saturated fat with cardiovascular disease. Am J Clin Nutr. 2010;91: 535–46.

[212] Locker S. et al. Coconut oil – a nutty idea. British Nutrition Foundation. Nutrition Bulletin. 2016; 41: 42–54.

[213] Endlich erwiesen – Schokolade macht gutgläubig. Spiegel. 27.5.2015

[214] Eyres MF et al. Coconut oil consumption and cardiovascular risk factors in humans. Nutr Rev. 2016; 74: 267–280.

[215] Rimm E et al. Seafood Long-Chain n-3 Polyunsaturated Fatty Acids and Cardiovascular Disease: A Science Advisory From the American Heart Association. Circ. 2018; 138(1): e35–e47.

[216] Yang H. et al. Marine Omega-3 Supplementation and Cardiovascular Disease: AnUpdated Meta-Analysis of 13 Randomized Controlled Trials Involving127 477 Participants. JAHA. 2019; 8e013543.

[217] Anderson J et al. Health benefits of dietary fiber. Nutr Rev. 2009; 67(4): 188–205.

[218] Anderson J et al. Health benefits of dietary fiber. Nutr Rev. 2009; 67(4): 188–205.

[219] Anderson J et al. Health benefits of dietary fiber. Nutr Rev. 2009; 67(4): 188–205.

[220] Streppel MT et al. Dietary Fiber and Blood Pressure A Meta-analysis of Randomized Placebo-Controlled Trials. Arch Intern Med. 2005;165(2): 150–156.

[221] Post RE et al. Dietary Fiber for the Treatment of Type 2 Diabetes Mellitus: A MetaAnalysis. JABFM. 2012; 25 (1): 16–23.

[222] Wang H et al. Effects of dietary fibre type on blood pressure: a systematic review and meta-analysis of randomized controlled trials of healthy individuals. J Hypertension. 2015; 33 (5): 897-911. Eu J Clin Nutr. 2009; 63: 821–827.

[223] Wang H et al. Time- and dose-dependent effect of psyllium on serum lipids in mildto-moderate hypercholesterolemia: a meta-analysis of controlled clinical trials. Eu J Clin Nutr. 2009; 63: 821–827.

[224] Andreson J et al. Cholesterol-lowering effects of psyllium intake adjunctive to diet therapy in men and women with hypercholesterolemia: meta-analysis of 8 controlled trials. Am J Clin Nutr. 2000; 71(2): 472–479.

[225] Levy J et al. Health Outcomes Associated with Vegetarian Diets: An Umbrella Review of Systematic Reviews and Meta-Analyses. Clin Nutr. 2020; doi:10.1016/j. clnu.2020.02.037.

[226] ideo: https://nutritionfacts.org/video/academy-of-nutrition-and-dietetics-conflicts-ofinterest/

[227] Ellsworth D et al. Intensive Cardiovascular Risk Reduction Induces Sustainable Changes in Expression of Genes and Pathways Important to Vascular Function. Circulation. 2014; 7(2): 151–160.

[228] Ornish D et al. Changes in prostate gene expression in men undergoing an intensive nutrition and lifestyle intervention. Proc Nat Acad Sci. 2008; 105(24): 8369–8374.

[229] Zhang XEffects of Magnesium Supplementation on Blood Pressure. Nov. Hypert. 2016; 68(2): 324–333.

[230] Song Y et al. Effects of oral magnesium supplementation on glycaemic control in Type 2 diabetes: a meta-analysis of randomized double-blind controlled trials. Diabetes. Diabetic Medicine. 2006; 23: 1050–1056.

[231] Guerrero-Romero F et al. Oral magnesium supplementation improves insulin sensitivity in non-diabetic subjects with insulin resistance. A double-blind placebo-controlled randomized trial. Diabetes. 2004; 30 (3): 253–258.

[232] Qu X et al. Magnesium and the Risk of Cardiovascular Events: A Meta-Analysis of Prospective Cohort Studies. PLoS ONE. 2013; 8(3):e57720.

[233] Fang X et al. Dietary magnesium intake and the risk of cardiovascular disease,

type 2 diabetes, and all-cause mortality: a dose–response meta-analysis of prospective cohort studies. BMC Med. 2016; 14(1).

[234] Van Mierlo LA et al. Blood pressure response to calcium supplementation: a metaanalysis of randomized controlled trials. J Human Hypertension. 2006; 20: 571–580.

[235] Park J et al. Effect of B-vitamins on stroke risk among individuals with vascular disease who are not on antiplatelets: A meta-analysis. International Journal of Stroke. 2016; 11(2): 206–211.

[236] Dong H et al. Efficacy of Supplementation with B Vitamins for Stroke Prevention: A Network Meta-Analysis of Randomized Controlled Trials. PLOS ONE.2015; 10(9): e0137533.

[237] Chen G et al. Vitamin C Intake, Circulating Vitamin C and Risk of Stroke: A MetaAnalysis of Prospective Studies. J Am Heart Ass. 2013; 2(6):e000329–e000329.

[238] Juraschek S. Effects of vitamin C supplementation on blood pressure: a meta-analysis of randomized controlled trials. Am J Clin Nutr. 2012; 95(5): 1079–1088.

[239] Sleator R. The human superorganism – Of microbes and men. Med Hypo. 2010; 74(2):214–215.

[240] Kort, R., Caspers, M., van de Graaf, A. et al. Shaping the oral microbiota through intimate kissing. Microbiome 2, 41 (2014)

[241] Kelly J. Transferring the blues: Depression-associated gut microbiota induces neurobehavioural changes in the rat. J Psy Res. 2016; 82: 109–118.

[242] Foster J. Stress & the gut-brain axis: Regulation by the microbiome. Neuro Stress. 2017;7: 124–136.

[243] Paige N. The Effects of Probiotic Supplementation on Depressive Symptoms: A Systematic Review. Science J Clin Med. 2019; 7(1): 25–31.

244 Clarke G. Minireview: Gut Microbiota: The Neglected Endocrine Organ. Mol Endo. 2014;28(8): 1221–1238.

[245] Ridaura V et al. Gut Microbiota from Twins Discordant for Obesity Modulate Metabolism in Mice. Science. 2013; 341(6150): 1241214.

[246] Hahne D. Intestinale Mikrobiota: Ein „Ökosystem" mit Potenzial. Dtsch Arztebl 2013; 110(8): A-320.

[247] Thais CA et al. Persistent microbiome alterations modulate the rate of post-dieting weight regain. Natur. 2016;540: 544–551.

[248] Jo-Jo-Effekt: Die Darmflora ist schuld. Übergewicht und Diät verändern

Bakteriengemeinschaft im Darm nachhaltig. Scinexx.de. Das Wissensmagazin. URL: http://www.scinexx.de/wissen-aktuell-20879-2016-11–25.html (Stand 20.2.2017)

[249] Lawrence AD et al. Diet rapidly and reproducibly alters the human gut microbiome. Nature. 2014; 505(7484): 559–563.

[250] Qingqing Z et al. Effect of probiotics on body weight and body-mass index: a systematic review and meta-analysis of randomized, controlled trials. Int J Food Sci Nutr. 2016; 67(5).

[251] Sampson T. Gut Microbiota Regulate Motor Deficits and Neuroinflammation in a Model of Parkinson's Disease. Cell. 2016; 167(6): 1469–1480.

[252] Antushevich H. Fecal microbiota transplantation in disease therapy. Clin Chim Acta. 2020; 503: 90–98.

[253] https://www.nytimes.com/2015/10/11/opinion/sunday/should-we-bank-our-ownstool.html

[254] https://www.openbiome.org/stool-donation

[255] Tuohy K et al. The way to a man"s heart is through his gut microbiota' – dietary proand prebiotics for the management of cardiovascular risk. Proc Nutr Soc. 2014; 73: 172–185.

[256] Kaoutari A et al. The abundance and variety of carbohydrate-active enzymes in the human gut microbiota. Nat Rev Microbiol. 2013; 11: 497–504.

[257] Sonnenburg E. The ancestral and industrialized gut microbiota and implications for human health. Nat Rev Micro. 2019; 17: 383–390.

[258] Yano J. Indigenous Bacteria from the Gut Microbiota Regulate Host Serotonin Biosynthesis. Cell. 2015; 161(2): 264–276.

[259] David L. Diet rapidly and reproducibly alters the human gut microbiome. Nature. 2013; 505(7484): 559–563.

[260] Fava F. The type and quantity of dietary fat and carbohydrate alter faecal microbiome and short-chain fatty acid excretion in a metabolic syndrome "at-risk" population. Int J Obes. 2012; 37(2): 216–223.

[261] Sie können sich diese Vorlesung von Prof. Rob Knight auf YouTube ansehen. https://www.youtube.com/watch?v=2iKHMyWzclM

[262] Sonnenburg et al. The ancestral and industrialized gut microbiota and implications for human health. Nat Rev Microbiol. 2019; 17, 383–390.

[263] Buford T. Trust your gut: the gut microbiome in age-related inflammation, health, and disease. Microbiome 2017; 5: 80.

264 Goldsmith J et al. The role of diet on intestinal microbiota metabolism: downstream impacts on host immune function and health, and therapeutic implications. J Gastroenterol. 2014; 49, 785–798.

265 Tan J et al. The Role of Short-Chain Fatty Acids in Health and Disease. Adv Imm. 2014; 91–119.

266 Sonnenburg E. Diet-induced extinctions in the gut microbiota compound over generations. Nature. 2016; 529(7585): 212–215.

267 Hedvig E et al. Short-Term Antibiotic Treatment Has Differing Long-Term Impacts on the Human Throat and Gut Microbiome. PloS One. 2010; 5(3): e9836.

268 Palleja A et al. Recovery of Gut Microbiota of Healthy Adults Following Antibiotic Exposure. Nature Micro. 2018; 11: 1255–65.

269 Prof. Blazer Lecture. https://www.youtube.com/watch?v=KwK_O0ahDKo

270 Foster J et al. Stress & the gut-brain axis: Regulation by the microbiome. Neurobiology of Stress. 2017; 7: 124–136.

271 Rasmussen S et al. Antibiotic exposure in early life and childhood overweight and obesity: A systematic review and meta-analysis. Diab Obes Metab. 2018; 20(6): 1508–1514.

272 Maier L et al. Extensive impact of non-antibiotic drugs on human gut bacteria. Nature. 2018; 555: 623–628.

273 Viennois E. Dietary Emulsifier–Induced Low-Grade Inflammation Promotes Colon Carcinogenesis. Cancer Res. 2016; 77(1): 27–40.

274 Yuan X. Gut microbiota: an underestimated and unintended recipient for pesticide-induced toxicity. Chemosphere.2019; 425–30.

275 Chang P et a. The microbial metabolite butyrate regulates intestinal macrophage function via histone deacetylase inhibition. Proc Nat Acad Sci. 2014; 111(6): 2247–2252.

276 Singh R et al. Influence of diet on the gut microbiome and implications for human health. J Trans Med. 2017; 15:73.

277 De Filippis F et al. High-level adherence to a Mediterranean diet beneficially impacts the gut microbiota and associated metabolome. Gut. 2015; 65(11): 1812–1821.

278 Vendrame S. Six-Week Consumption of a Wild Blueberry Powder Drink Increases Bifidobacteria in the Human Gut. J Agr Food Chem. 2011;59(24): 12815–20.

279 Ozdal T. The Reciprocal Interactions between Polyphenols and Gut Microbiota and Effects on Bioaccessibility. Nutr. 2016; 8(2): 78.

[280] Kumar A et al. Beneficial Effects of Dietary Polyphenols on Gut Microbiota and Strategies to Improve Delivery Efficiency. Nutrients. 2019; 11(9): 2216.

[281] Anmerkung: Die untersuchten Jäger& Sammler des weltweiten Mikrobiom-Projektes produzierten 4-mal mehr kurzkettige Fettsäuren mit einer Zufuhr mit 100mg Ballaststoffen.

[282] Vorlesung Prof. Sonnenburg: https://www.youtube.com/watch?v=EAvL0md46_M

[283] Ho H et al. The effect of oat β-glucan on LDL-cholesterol, non-HDL-cholesterol and apoB for CVD risk reduction: a systematic review and meta-analysis of randomisedcontrolled trials. Brit J Nutr. 2016;116(08): 1369–1382.

[284] Keenan MJ et al. Role of resistant starch in improving gut health, adiposity, and insulin resistance. Adv Nutr. 2015;6(2): 198–205.

[285] Ludwig D et a. High Glycemic Index Foods, Overeating, and Obesity. PEDIATRICS. 1999; 103.

[286] Vinson J et al. Analysis of Popcorn (for Antioxidant Capacity and Total Phenolic Content. Antioxidants. 2019; 8(1): 22.

[287] Buck K. Metaanalyses of lignans and enterolignans in relation to breast cancer risk. Am J Clin Nutr. 2010; 92(1): 141–153.

[288] Calado A et al. The Effect of Flaxseed in Breast Cancer: A Literature Review. Front Nutr. 2018; 5.

[289] Coronary Heart Disease and Dietary Carbohydrate, Glycemic Index, and Glycemic Load: Dose-Response Meta-analyses of Prospective Cohort Studies. 2019; 3: 52–69.

[290] McRorie J. Evidence-Based Approach to Fiber Supplements and Clinically Meaningful Health Benefits, Part 2. Nutr Today.2015; 50(2): 90–97.

[291] McRorie J. Evidence-Based Approach to Fiber Supplements and Clinically Meaningful Health Benefits, Part 1. Nutr Today. 2015; 50(2): 82–89.

[292] Jovanovski E et al. Effect of psyllium fiber on LDL cholesterol and alternative lipid targets, non-HDL cholesterol and apolipoprotein B: a systematic review and meta-analysis of randomized controlled trials. Am J Clin Nutr. 2018; 108(5): 922–32.

[293] Brum J et al. Meta-Analysis of Usefulness of Psyllium Fiber as Adjuvant Antilipid Therapy to Enhance Cholesterol Lowering Efficacy of Statins. Am J Card. 2018; 1169–74.

[294] Cain C et al. The effect of psyllium supplementation on blood pressure: a systematic review and meta-analysis of randomized controlled trials. Kor J Med. 2020; 19.

[295] Darooghegi M et al. The effects of psyllium supplementation on body weight, body mass index and waist circumference in adults: A systematic review and dose-response meta-analysis of randomized controlled trials. Crit Rev Food Sci Nutr. 2019; 1–14.

[296] Ursoniu S et al. Effects of flaxseed supplements on blood pressure: A systematic review and meta-analysis of controlled clinical trial. Clin Nutr. 2016; 35(3): 615–25.

[297] Mohammadi M et al. The effect of flaxseed supplementation on body weight and body composition: a systematic review and meta-analysis of 45 randomized placebo-controlled trials. Obes Revi. 2018; 18(9): 1096–1107.

[298] Hadi A et al. Effect of Flaxseed Supplementation on Lipid Profile: An Updated Systematic Review and Dose-Response Meta-Analysis of Sixty-Two Randomized Controlled Trials. Pharm Res. 2020; 152:104622.

[299] Ravinder et al. Human-Origin Probiotic Cocktail Increases Short-Chain Fatty Acid Production via Modulation of Mice and Human Gut Microbiome. Sci Rep. 2018; 8 (1): 1–15.

[300] Chan C et al. Preventing Respiratory Tract Infections by Synbiotic Interventions: A Systematic Review and Meta-Analysis of Randomized Controlled Trials. Advances in Nutrition. Adv Nutr. 2020; 00: 1–10.

[301] King S. Does probiotic consumption reduce antibiotic utilization for common acute infections? A systematic review and meta-analysis. Eu J Pub Health. 2019; 29: 494–99.

[302] Alexander C al. Efficacy of Prebiotics, Probiotics, and Synbiotics in Irritable Bowel Syndrome and Chronic Idiopathic Constipation: Systematic Review and Meta-Analysis. Am J Gastro. 2014; 109: 1547–61.

[303] Bibbins K et al. Projected effect of dietary salt reductions on future cardiovascular disease. N Engl J Med.2010; 362: 590–9.

[304] He F. Salt Reduction to Prevent Hypertension and Cardiovascular Disease. J Am Col Card. 2020; 75(6): 632–47.

[305] Chapman M et al. Health Benefits of Probiotics: Are Mixtures More Effective than Single Strains? Eur J Nutr. 2011; 50: 11–17:

[306] Santoro A. Gut microbiota changes in the extreme decades of human life: a focus on centenarians. Cell Mol Life Sci. 2017;75(1): 129–148.

[307] De Filippis F et al. High-level adherence to a Mediterranean diet beneficially impacts the gut microbiota and associated metabolome. Gut. 2015; 65(11): 1812–1821.